U0198071

中医来帮忙
远离亚健康

主编　严雪峰

顾问　顾植山
　　　黄　煌

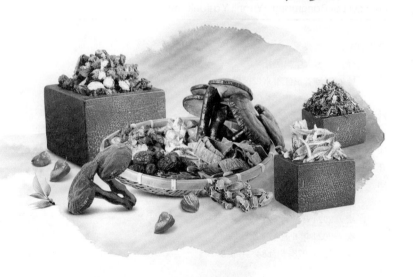

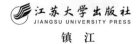

江苏大学出版社
JIANGSU UNIVERSITY PRESS

镇江

图书在版编目（CIP）数据

中医来帮忙 远离亚健康 / 严雪峰主编 . -- 镇江：
江苏大学出版社，2024.6
ISBN 978-7-5684-2195-9

Ⅰ．①中… Ⅱ．①严… Ⅲ．①中医学－保健－基本知
识 Ⅳ．① R212

中国国家版本馆 CIP 数据核字（2024）第 101956 号

中医来帮忙 远离亚健康
Zhongyi Lai Bangmang Yuanli Yajiankang

主 编 / 严雪峰
责任编辑 / 任建波
出版发行 / 江苏大学出版社
地 址 / 江苏省镇江市京口区学府路 301 号（邮编：212013）
电 话 / 0511-84446464（传真）
网 址 / http://press.ujs.edu.cn
排 版 / 无锡环宇传媒有限公司
印 刷 / 无锡市证券印刷有限公司
开 本 / 890 mm×1240 mm 1/32
印 张 / 5.375
字 数 / 130 千字
版 次 / 2024 年 6 月第 1 版
印 次 / 2024 年 6 月第 1 次印刷
书 号 / ISBN 978-7-5684-2195-9
定 价 / 38.00 元

如有印装质量问题请与本社营销部联系（电话：0511-84440882）

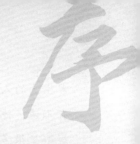

序

　　养生是一个热门话题，也是一个医学难题。医生看病，只要诊断明确了，治疗方案是有统一的原则标准的，但是养生的方案不是依据疾病做出的，而是因人而异。人不同，养生的方法就不一样。可以这么说，养生是需要每个人自己去研究的一个学问，难度很大。不过，我国传统中医药学在养生方面有宝贵的思想和丰富的经验，有兴趣研究个人养生的人可以从中借鉴。令人赞赏的是，无锡市的中医药工作者利用集体的力量编写了这本《中医来帮忙　远离亚健康》。我从事中医临床工作多年，积累了一些经验，也有一些感悟，想对读者说几句话，权且作为本书的开首语吧！

　　第一句话，养生靠自己。自我保健的意识，是健康的护身符，是长寿的灵丹妙药。我们身边有两个现象值得关注。一个是"弯扁担不断"现象。弯扁担，形容那些经常生病的人，他们看上去弱不禁风，却可以歪歪斜斜走过70岁，又来到80岁、90岁……扁担弯弯不容易断，是因为柔韧性好；经常生病的人往往能长寿，是因为他们深知健康的宝贵！身体一有不适，他们就会警觉起来，休息、吃药、上医院，这样反而规避了很多大病风险。另一个是女性长寿现象。年龄越大，存世人口中女多男少的现象越凸显。根据《江苏省老龄事业发展报告（2021年）》的数据，80岁及以上老年人口中，男性占41.61%，女性占58.39%。有调查说，女性比男性平均多活5年。为什么女性长寿？其中一个很重要的原因是女性比男性更关爱自己。你们看看早上在公园锻炼的，晚上在广场跳舞的，大多是女性。在我这里就诊的患者中，女性占六七成！也不仅仅是我的门诊如此，在江苏省中医院里排队挂号的、药房前拿药的，都是女性居多。以上两个现象，可以清楚地说明一个道理，养生靠自己，健康掌握在自己手上！

第二句话，不折腾身体。现在体检普及了，许多人对体检数据特别关注，出现一些稍有异常的指标便耿耿于怀，或闷闷不乐，或刻意控制饮食，或进行高强度的锻炼，结果，体质状态反而急剧下降。如何看待自己的健康数据？我认为有两点：一是要个体化地看。各人体质不同，指标也不能一概而论。老年人的血压、血糖等数据就不能和年轻人相比；有的时候，血压降得过低，反而导致头晕眼花；上了年纪，肚子大一点儿未必是坏事，我就发现有些肥胖患者即使长了肿瘤也能活得长久。二是动态地去看。生命体的数据是变化的，饮食、情绪、气候、疾病、年龄、药物等因素均能导致生命指标的波动。所以，我们在关注数据的同时，更要关注自己身体的感受。生命不仅是数字指标，还是一种感觉。养生不是与生命较劲，更不是折腾身体，能吃能睡，心情愉悦，感觉舒服，才是养生的一种境界。

第三句话，谨慎用药。清代医家徐灵胎在《用药如用兵论》中说："是故兵之设也以除暴，不得已而后兴；药之设也以攻疾，亦不得已而后用，其道同也。"告诫医生不能对患者乱用药。俗话说："是药三分毒。"药品不良反应是比较多见的。特别是老人，用药更应谨慎。随着年龄的增长，老人的肝肾功能在逐渐衰退，使用药物的副反应也逐年加大，与20岁的年轻人相比，50岁年龄段的人的药物副反应的发生率是2.7倍，60岁年龄段的人是3.56倍，70岁年龄段的人则高达7.1倍。所以，老人用药的量要小一些，用药的种类也要少一些，尽量避免使用有毒药物。有人说，中药安全，多吃点没有关系，但这句话只说对了一半。中药的安全性是建立在医生对症下药基础上的。对症了，大黄、黄连、附子是良药；不对症，人参、阿胶、黄芪也有副作用。

第四句话，发挥残存功能。生命在于运动，应最大限度发挥残存功能，不要过于依赖导尿管、输液、灌肠、鼻饲、吸氧、轮椅等，因为人的许多功能不用则废。如咀嚼，能通过颌关节运动，加强大脑皮质的活化，预防脑老化，所以老年人缺牙后应尽早镶上假牙。再说学习，活到老，学到老，脑子越用越灵。读书、写字、记日记、背诵古诗词、打牌、聊天、唱歌、交友等，都是老人的养生措施。

第五句话，顺其自然，对未来充满希望。"人间哪有不老药，顺其自然过百年。"这是百岁老人袁晓园写的《百岁感怀》中的诗句。顺其自然，就是一颗平常心。为所当为，过好每一天，是顺其自然；不急不躁、不忧不愁，是顺其自然；不消极，不颓废，笑对人生，对未来充满希望，更是顺其自然。我特别要强调对未来充满希望这一点，有个有趣的心理学实验：实验人员将老鼠在水中挣扎的时间设定在8分钟左右，在它们挣扎5分钟的时候，放入一块跳板让其逃生，这个动作要重复多次，让老鼠形成记忆。若干天后，实验人员不再放入跳板，结果老鼠们竟然可以坚持24分钟！这是哪来的力量？是希望！所以，我们今后无论遇到何种苦痛，都要守住心中那盏希望之灯！

　　2000年，江苏省有百岁老人1 198名；2011年年末，江苏省百岁老人达到4 323人；截至2020年年底，江苏全省百岁老人达到了7 763人。我相信，随着我国经济社会的迅速发展，人民物质生活水平和环境质量的不断提升，医疗水平和自我保健意识的显著提高，我国人口平均寿命将有较大幅度的提高，我们期待，人人活到一百岁不是梦！

黄煌

目 录 CONTENTS

第三章　因人施养——中医体质与养生 >>>

第四章　因时施养——二十四节气与养生 >>>

第六章　居家保健与养生 >>>

第一章　总　论

◎大家常说的"亚健康"到底是什么？

亚健康这个概念，由苏联学者布赫曼在20世纪80年代首次提出，人体除了健康状态和疾病状态之外，还存在一种中间状态，国内学者称之为"亚健康（sub-health）"状态。

在节奏飞快的现代生活中，亚健康几乎成了诸多群体（如教师、公务员、白领）的"标配"，人们更多的是从身体状态来判断自己是否亚健康。事实上，亚健康状态表现为躯体、心理和社会适应三方面的改变，就是机体虽没有明确的疾病诊断，但在以上三个方面出现活力、反应能力和对外界适应能力的降低。这些生理状态都属于亚健康，比我们普遍认知的亚健康状态更加宽泛。

简单来说，亚健康状态可以理解为，个体确实存在不舒适的感觉，比如头痛、头晕、厌食、腹泻、躯体隐痛或者心情急躁易怒、抑郁等，但在检查或者疾病诊断的过程中，没有明确的诊断结果或者没有达到疾病诊断标准。

亚健康的发生率有多高呢？统计显示，已经有超过1/3的人深受亚健康的困扰。根据世界卫生组织的统计，健康人口仅占总人口的5%，被诊断患有各种疾病的人口占总人口的20%。健康与疾病之间的亚健康人口约占总人口的75%。

不过，亚健康状态也有其特殊性，最大的特点就是"双向性转化"。一些亚健康人群通过调理可以恢复到完全健康的状态，同样，一些亚健康人群会发展为真正的病人。

随着关于亚健康相关报道、研究的增多，人们也有了一定的认知：亚健康状态与不良生活方式密切相关。比如饮食、睡眠、家庭及工作关系等，这些方面表现出来的问题都会"投射"到个人的身体上，最终导致亚健康的状态。

现代社会中，人们的生活方式发生了明显改变，不健康的饮食习惯、工作和生活压力等均给人们的健康带来极大威胁。数据显示，我国约有70%的人处于亚健康状态，只有15%的人处于健康状态。亚健康已被医学界认定为与艾滋病并列的"21世纪人类健康头号大敌"。亚健康人群可分为生理亚健康、心理亚健康和社会亚健康等不同人群，他们表现出的亚健康状态也不一样。

您认为自己是属于亚健康的70%，还是健康的15%？

◎哪些人群更容易变得亚健康？

有研究表明，亚健康在不同地域气候、不同饮食习惯和生活方式、不同社会层次、不同职业、不同性别、不同年龄段、不同性格特征等人群中的主要表现及其转归不尽相同。亚健康状态的主要流行病学特征包括以下几点。

1．**在性别方面，女性较男性高发**。这可能与女性要同时面对学习、工作、家庭及生理等多方面的压力有关。女性一般对环境刺激敏感性高，情绪变化快，遇到挫折和压力时耐受性差。且女性的社会角色多，在培养子女、照顾老人、承担家务等方面付出的要比男性多，承担的生活压力相对较高。生理上的特殊性也让女性更容易出现亚健康状态。

2．**在年龄方面，中年人为高发人群**。这个年龄段的人"上有老，下有小"，工作压力大，家庭负担重，长期超负荷运转，身体机能降低，更容易变得亚健康。其他人群中，青少年中的亚健康人数有上升趋势，他们身体变化大、心理不稳定、家长期望高、学业压力大，容易导致亚健康；幼龄儿童也可能因为家庭教育不当、父母关系不和等原因产生各种心理问题；老年人群由于生理机能的减弱、退休以后的失落感和寂寞心态等因素影响健康，其亚健康状况也不容忽视。

3．**在地域方面，经济发达地区发生率高于经济落后地区，沿海城市高于内地城市**。在经济发达地区，生活节奏相对较快，人们往往会更不注意生活习惯，缺乏体育锻炼，激烈的社会竞争、复杂的人际关系也使得他们时常保持紧张的状态，从而引起生理心理的功能紊乱，使身体向亚健康方向转化。

4．**在职业方面，脑力劳动者发生率高于体力劳动者**。脑力劳动者多是机关企业干部、白领、教师、医务人员、媒体工作者等。脑力劳动者承担着比体力劳动者更多的精神压力，长时间会导致心理失衡，并且他们往往缺乏运动，忽视锻炼，机体抵抗力下降，对威胁自己健康的因素缺乏应有的警惕，易产生生理与心理的双重疲劳。

此外，研究还显示，对于亚健康发生率，性格内向者高于性格外向者；非独生子女高于独生子女；家庭结构缺陷者高于家庭结构完整者；不重视体育锻炼者高于重视体育锻炼者。

因此，亚健康是一个值得所有人关注的问题。

◎无锡人，主要生什么病？

无锡，处于长江三角洲的腹部地带和苏、锡、常都市圈的中心，是我国的重要工业城市、重点旅游城市和重要交通枢纽，也是我国经济最为发达、经济增长最快和社会发展最具活力的地区之一。经济的高速发展，人口密度、建筑密度的不断增加，人类生产生活活动的与日俱增，给生态环境与居民健康

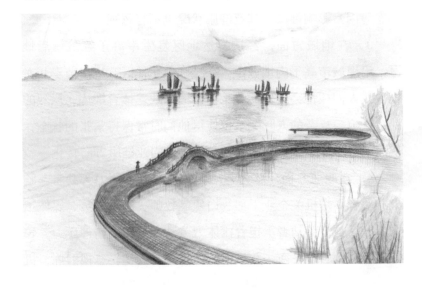

造成越来越大的压力。据数据分析，无锡居民的健康威胁主要来自循环系统疾病、呼吸系统疾病及恶性肿瘤，而循环系统疾病居于首位。

◎寻求身体的"中庸之道"——中医平衡观和亚健康

一直以来，"阴平阳秘"都是中医领域常用的一个词语。阴、阳是中医理论中最为基础的两个概念和含义，其本质来源于古人对于太阳向背的理解，阳光直接照射的地方为向阳，不被阳光照射的地方即为背阴。因此"阴"和"阳"是两个相互统一、相互制约又相互转化的重要概念。

任何事物都会有向阳的一面，表现为热烈、向上、乐观、积极；反之，也存在背阴的一面，表现为低落、向下、悲观、消沉等。如果太过于热烈、向上、乐观，有时候会忽略一些潜在的风险，而如果太过抑郁和悲观，很多事情也没有办法顺利完成，这就要求我们在阴、阳两方面保持一个动态平衡的状态。在最初的时候要保持积极乐观向前的态度，在逐渐发展的过程中要谨慎地看待事情发展的风险。这就是"阴平阳秘"最核心的含义，是老祖宗留给我们的重要智慧。

对人体健康状况的感知也同样如此。在需要面对困难、挑战困难、积极工作、乐观待人待物的时候，我们要以向阳的一面去处理；而在需要沉心静气、收敛休息的时候，要以背阴的一面逐渐恢复自己的身体机能。如果在该休息的时候不休息，就像很多人喜欢熬夜刷剧、吃夜宵一样，就会影响睡眠和人体的生物钟，进而让第二天的工作和生活状态大打折扣。同样的，如果白天没有很好地工作，让自己疲劳，也会导致夜晚失眠。因此，两者都是不可取的。

阴平阳秘的"阴阳平衡"也与中医的整体观密不可分。中医的整体观在阴阳理论的指导下包括两层含义：一是指人作为自然界的一分子，需要顺应自然界的周期规律进行生命活动。如春夏的时候，自然界阳气比较旺盛，人可以进行相对热烈、激动的工作或者生命活动，但是要注意不能太过；而秋冬温度较低，自然界中阳气渐低，这时候人需要避免激烈的活动，从而让自己的身体收敛阳气，同时可以适当进补以资来年更好的状态，所谓"冬日进补，开春打虎"就是这个道理。

二是人体本身的整体性。中医学认为，人体有五脏六腑各种器官，每一个器官的活动都有其固定的规律，因此中医用木、火、土、金、水五种状态来表达五脏六腑的功能。比如心脏一直跳动，永不停歇，象征火的热烈；肝气不断通畅运行，

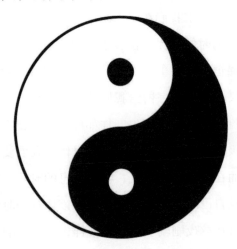

让气血不断充盈人体，象征春风吹过的蓬勃木气；脾胃饮食消化，为人体各个器官充实营养，象征肥沃土壤；等等。因此在脏腑运行的过程中不能打破这样的特有状态，否则会导致阴阳失调的亚健康状态。

◎ "不治已病治未病" ——中医治未病理念与亚健康

《难经》言："上工治未病，中工治已病。"所谓的"治未病"的理念与亚健康状态天然"匹配"。基于这个理念的亚健康自我管理包括两个方面。

一是根据中医理论进行常规健康改善，内容包括：

1. 顺应自然界的变化，保持良好的生活习惯。保持居住环境整洁通风，入夜之后要合理睡眠，不能长期熬夜；春夏之时可以晚睡早起，适当午睡，秋冬之时则需要适当早睡晚起，以待日光。

2. 根据自身体质改善饮食结构。比如痰湿体质的人需要减少油腻、辛辣和生冷食物的摄入；气虚体质的人需要减少吸烟，减少剧烈运动等；血瘀体质的人不能熬夜，不能生闷气，要保持良好情绪，让人体肝气达到舒畅的状态。

3. 养成每日适量运动的习惯。可以学习八段锦、太极拳等中医传统功法，也可以根据体质制订具体运动方案，积极锻炼增强身体素质。

二是根据中医望闻问切的结果进行个性化的调养，内容包括：

1. 认知调整。总结自我不适症状，包括躯体症状和心理症状，如疲乏、心悸、胸闷、易怒、空虚、失落等，分析具体原因，制定合理的健康改善方案，也可以根据中医体质辨识检测，再辨体调养。

2.**心理调整**。对自身健康状况有清楚明确的认识，不能忽视，也不能过分重视，消除焦虑、紧张和抑郁等不良心理情绪，配合医生，轻松调理。

3.**体质调养**。不同体质有不同的调养方法，建议每半年进行一次体检。气虚体质者应做好避暑防寒工作，放松心情，切忌忧思过虑，适当进行散步、太极拳等运动强健体魄；阳虚体质者需在衣物方面更加注意，必要时多添衣物，同时应注意控制情绪，尽量避免情绪波动，忌食西瓜、梨等生冷瓜果，可进食羊肉等具有温阳效果的食物来滋补阳气；阴虚体质者要多饮水，避免出汗过多，减少熬夜，避免过多房事，适当进行太极拳和八段锦运动，同时应保持平和心态，饮食方面需多进食雪梨等甘凉滋润的食物；痰湿体质者应坚持慢跑和五禽戏等运动，并保持良好心情，居室保持干燥通风，多进食化痰利湿食物，如生姜、红小豆等，保持清淡饮食，忌酒；湿热体质者可坚持长跑和爬山等运动，保持良好心情，居住处应保持干燥通风，多食用薏米、绿豆等清热食物；气郁体质者可采取听轻音乐、观看喜剧等方式缓解不良情绪，饮食方面食用柑皮等行气食物；血瘀体质者要形成规律健康的作息习惯，保持睡眠质量，保持乐观情绪，可进食桃仁、玫瑰花等具有活血化瘀功效的食物。

第二章 无锡龙砂五运六气与养生

2019年，国家卫生健康委制定的《健康中国行动（2019—2030年）》提出，促进以治病为中心向以健康为中心转变。要实现以健康为中心，有一些重要的健康观念必须落实。

◎道法自然，天人合一

"道法自然""天人合一"，是中华文明内在的生存理念，也是中医药学养生治未病的核心思想。

"天人合一"，"合"指的是人与自然在动态节律上的和谐统一。《黄帝内经》云："天地合气，命之曰人。"这是说人的生命节律是由天地节律决定的，"天人相应"，"相应"的是动态变化的节律。

自然界最基本的动态节律是阴阳五行。太极图是宇宙间万事万物动态变化的基本图式，"太极生两仪"，"两仪"是阴阳，代表了周期变化中的两种象态：由小到大、由衰到盛的象称为"阳"；由大到小、由盛到衰的象称为"阴"。《黄帝内经·素问·阴阳离合论》描述了动态太极开、枢、阖产生三阴三阳六气的原理。"三生万物"即六气化生万物。

《黄帝内经》从太极阴阳动态开阖枢的原理提出调阴阳之法，即"七损八益"。"帝曰：'法阴阳奈何？'岐伯曰：'阳盛则身热……，帝曰：'调此二者奈何？'岐伯曰：'能知七损八益，则二者可调。'"这里的"七"和"八"是洛书的象数。"八"代表冬至后阳气初生时的象，这时处于"三九""四九"，气温最低，所以标以十以内最大的偶数八，但这时的阳气已在不断增益，故曰"八益"；"七"代表从夏天转到秋天的象，阳气从"九"减损到"七"，故曰"七损"。"七损八益"的要旨是讲，调阴阳首先要知道阴阳所处盈虚损益的关系，知道应该"益"还是"损"，辨时机，抓先机。

◎人以天地之气生，四时之法成

《黄帝内经·素问》曰："人以天地之气生，四时之法成。"这句话是说，人的各种生理功能都是由生存环境决定的。生活在北极圈的因纽特人特别耐寒，而生活在赤道附近的人就很耐热，在四季分明的温带环境中生存的人必然有与四季相应的生理节奏。

自然界有昼夜节律，人的生活也需顺应这一节律。古人早晨开始工作的时间常定在卯正（相当于6点整），称"点卯"，皇帝上朝也在卯正。民间养生者就有"睡子午觉，吹卯时风"之习俗。

另外，人的生活要遵循一年四季的变化规律：春夏养阳，秋冬养阴。这里讲的"阳"和"阴"是气化运动的不同状态。春生夏长的象态是"阳"，秋收冬藏的象态是"阴"。"春夏养阳"就是人们在春天和夏天要更好地维护春生夏长的生发功能，农民对春季生长过于茂盛的植物加以修剪，也是为了使植物生长得更好，这种修剪也在贯彻"春夏养阳"的理念；"秋冬养阴"则指人们要顺从自然规律，帮助阳气收敛，完成秋收冬藏。

现在有些人把"春夏养阳，秋冬养阴"简单讲成春天和夏天要多吃补阳的食物，秋天和冬天要多吃补阴的食物，这其实违背了中医的本义。"春夏养阳"不等于"春夏补阳"，"秋冬养阴"不等于"秋冬补阴"。

《黄帝内经》中有《四气调神大论》，提出了人应当顺应四季养生的原则。例如，讲春三月"天地俱生，万物以荣，夜卧早起，广步于庭，被发缓形，以使志生……"；讲夏三月"天地气交，万物华实，夜卧早起，无厌于日，使志无怒，使华英成秀，使气得泄……"；讲秋三月"早卧早起，与鸡俱兴，使志安宁，以缓秋刑，收敛神气，使秋气平……"；讲冬三月"水冰地坼，无扰乎阳，早卧晚起，必待日光……去寒就温，无泄皮肤……"。

俗谚"春捂秋冻"，是说春天不要着急减衣服，容易受寒；秋天可以慢些加衣服，让身体适应一下寒凉。这也是根据春季和秋季的差异提出的不同保健措施。

中医学中又有"五运六气"之说，有了运气学说，天人相应从简单的顺应一年四时，上升为顺应逐年不同的五运六气。

天人合一的健康理念演化为以天干地支为标记符号，以五运六气节律为基础的完整理论体系。

◎若要安，常带三分饥和寒

俗谚有云，"若要安，常带三分饥和寒"，这个说法是很有道理的。因为人具有高度发达的自适应、自调节、自修复能力，这种自动化调节功能，用则强，不用则废。

根据生活中的经验，以前农村中"光屁股"在外面玩的小孩不容易得感冒，而父母溺爱的小孩像"温室中的花朵"，弱不禁风。"常带三分寒"会使肌体增加抗寒能力；"常带三分饥"则不单避免了过度进食的危害，而且激发了身体对物质能量的调节机能，避免了营养过剩带来的许多弊病，例如肥胖、"三高"等。

网络上曾有这样的养生观点："每天要喝足八杯水，不要等渴了再喝水，甚至晚上还要爬起来喝水。"这样的观点需要辨证看待。中医讲究"三因制宜"，不同时间、不同地域、不同人群对水的需求是不一样的，不能一概而论。生活在沙漠干旱地区的人和生活在沿海水边的人，夏天在室外从事重体力劳动的人和冬天坐在室内的人，对水的需求是完全不一样的。此外，我们的身体对水液也有很强的自适应、自调节机制，水多时组织细胞可以适当贮存水，需要时再释放出来，身体的水不需要也不可能永远保持在一个水平。短时间的缺水，有利于促发这一调节功能，减少组织细胞内多余的水分。

◎"虚""弱"有别，正气存内，邪不可干

维护人的正气是健康的基本保证，《黄帝内经》说："邪之所凑，其气必虚。"什么是"虚"？"虚"不等于"弱"。《淮南子》高诱注："虚，孔窍也。"《广雅》说："虚，空也。"成语有虚怀若谷、乘虚而入。这里"虚"的本义其实是空隙。

歹徒欺侮老弱残幼是"以强凌弱"，不会被叫作乘虚而入。若一个政权军事经济实力都很强大，而内部不团结，发生内斗，或者在防务上有漏洞、有空隙，外部力量就可以乘机侵入，这叫乘虚而入。被邪乘虚而袭的人未必"弱"。

有些养生宣传总是讲人体缺这缺那，医院病人也常会问医生："我身体缺少什么？我是什么虚？"这种理念导致各种"补虚"的保健品充斥市场。

其实，以现在的社会生活水平，绝大多数人的营养摄入是完全能够满足身体需要的，出现的"缺这缺那"，主要是因为食谱及调节功能混乱造成的。

《黄帝内经》讲"三虚致疫"：天虚、人虚、邪虚。天虚是天气乖戾而有隙，人虚是有隙可乘之人，邪虚是乘隙袭人之邪。产生空隙的最主要原因是天人关系的失调造成人体气血动态的紊乱失序，维护天人关系的和谐是保证动态有序的根本。

现在防疫大多强调对老弱病幼者，这是防"弱"不是防"虚"。只有懂得"虚"和"弱"的不同，才能做好养生保健。

◎有病不治，常得中医——不瞎折腾

国家提出大健康概念后，在健康领域强调"三早"理念：早发现、早诊断、早干预。早发现的是"病"，早诊断的也是"病"，早干预的还是"病"，讲来讲去，都是围绕"病"在转。现在中央明确提出了大健康要从"以治病为中心"向"以健康为中心"转变。健康最根本的是要天人合一，也就是人与自然要和谐。

中医认为，产生疾病最根本的原因是天人关系失调，造成身体内部气血经络的节律紊乱，调整人体紊乱的动态，使其回归与自然节律的和谐同步，做到"天人合一"，自然可以使人体达到最佳的状态，少生病、不生病。这就是大健康可以不以"治病"为中心的道理。

"有病不治，常得中医"，这句话并不是在贬低我国的传统医学，而是说如果有小毛小病不去管它，已经相当于中等医师的水平了。人体是个高度发达的自动化系统，体内有病了，绝大多数人会产生不舒服的感觉，即"象见于外"，出现一些症状；没有任何不舒服的感觉时，是不需要去"没病找病"的。即使出现了一些症状，很多时候也只是身体暂时的抗病反应，只要不是危急重症，有些症状可以适当观察一下再说，不必过度紧张。

我们通常做的体检，是查看人的生理指标正常不正常。所谓的"正常不正常"是一个统计学模型，取多数人的数据经概率统计得出的。有些所谓不正常的指标，对某些个体来说可能是正常的。如果我们看到一个指标不符合正常指标就立即进行过度干预，反而会造成过度治疗甚至误治，有时还会带来严重的心理负担。

◎龙砂奉生膏滋——一冬养三季

膏滋方不是滋补方，也不是简单的膏剂，而是顺应自然调体质、养生治未病的有效方式。

《黄帝内经》说："冬不藏精，春必病温；藏于精者，春不病温。"冬季阳气潜藏，万物多静少动，纷纷养精蓄锐。冬季藏于少阴之位的阳气精华，是来年万物生发的原动力，故称为"命门"。人类也要顺应自然，在冬季适当进补，藏精纳气，才能提升新一年的生发机能，增强身体的免疫力。

发源于无锡江阴地区的龙砂医学流派是膏滋民俗的发源地。在《黄帝内经》冬藏精思想的基础上，龙砂奉生膏滋方更重视冬至一阳生理论，在藏精基础上，还要促精化气，借助冬至一阳生的力量，助阳气的生发。

龙砂医派一个重要的学术特色就是重视五运六气学说的研究与临床运用，指导养生治未病。龙砂膏滋方的特色就在于结合五运六气的特点，根据每年五运六气的不同，因时制宜。一料好的膏方服用一冬天后可以保第二年大半年的健康，所以民间有"一冬养三季"之说，充分体现了中医学不以治病为中心的文化特色。

◎学些五运六气，把握健康先机

五运六气学说，简称运气学说，是探讨自然变化的周期性规律及其对人体健康和疾病影响的一门学问。它的主要内容载述于中医学的奠基之作《黄帝内经》中。五运六气研究的是自然界的动态变化规律，把握了自然阴阳的动态变化规律，就可以根据自然物候等变化，了解一些疾病的发生和变化规律，做到未雨绸缪。

例如，2003年的"非典"和2009年的甲流疫情，依据五运六气，我们可以预见疫情的发生和消退时间。知道了疾病的运气特点，除可提醒大家早加预防外，还可把握防治的重点。比如，甲流爆发的2009年，运气特点是寒湿，实际气候也是寒湿，所以无论预防还是治疗，都要从祛寒化湿处着眼。

当年甲流爆发，引发了很多人的疑问。为什么不是在老幼病弱人群而是在相对身体强壮的青少年中发病最多？为什么不是在卫生条件差的国家，而是在卫生条件最优越的美国发病最多？从中医五运六气的角度看，问题的关键在一个"寒"字，美国人不喝热水爱喝凉水还加冰块，青少年则贪吃雪糕冰激凌，所以患甲流多就不难理解了。那美国人年年喝冰水，青少年也一直贪凉，为什么偏偏在2009年就出问题了呢？这是因为2009年的五运六气和实际气象寒气都特别突出，若在其他年份，问题就不大了。可见不懂得五运六气，预防也不容易抓到要点。

（本章作者　顾植山）

第三章　因人施养——中医体质与养生

◎此"体质"非彼"体质"

我们平时说，这个人体质很好，很少生病；或者这个人体质差，总生病。这里说的"体质"是指身体健康状况，和中医所谓的"体质"不是一个概念。

中医体质是指个体生命过程中，在先天禀赋和后天摄养的基础上，表现出来的形态结构、生理机能和心理状态各方面综合的、相对稳定的特质。它反映了不同个体和群体的脏腑、情志与气血津液功能状态的内在特异性，也反映了其阴阳、寒热、虚实等特异性。

中医体质的分型方法，有分三类的，也有分四、五、六、七、九、十二类的，还有多达二十五类的。这里介绍的是由中国工程院院士、北京中医药大学王琦教授提出的较为常用的九分法，并介绍与之相应的常见的养生方法。

九种体质分别为平和质、气虚质、阳虚质、阴虚质、痰湿质、湿热质、血瘀质、气郁质和特禀质，其中平和质为正常体质，其他八种为偏颇体质。每个人的体质可能不止一种，而是兼有两三种，只是各自侧重不同，但总体相对稳定。体质不同，采取的中医养生方法也不一样。可以请专业的中医师给自己辨识一下体质，然后根据自己的体质类型来养生，往往会取得事半功倍的保健防病效果。

◎精力充沛、耐受寒热的平和质

1．平和质的特征

形体特征：体形匀称健壮。

常见表现：强健壮实的体质状态。面色、肤色润泽，头发稠密有光泽，目光有神，鼻色明润，嗅觉、味觉正常，唇色正常，不易疲劳，精力充沛，耐受寒热，睡眠良好，食欲良好，大小便正常。

心理特征：性格随和开朗。

发病倾向：属正常的体质，平素患病较少。

对外界环境的适应能力：对自然环境和社会环境的适应能力较强。

2．平和质的养生

饮食调养：饮食注意节制，不要过饥过饱，不要常吃过冷过热或不卫生的食物；粗细粮食要合理搭配，多吃五谷杂粮、蔬菜瓜果，少食过于油腻或辛辣之物；不要吸烟酗酒。

起居调摄：起居应有规律，不要过度疲劳。饭后宜缓行百步，不宜食后即睡。作息应有规律，应劳逸结合，保持充足的睡眠时间。

体育锻炼：根据年龄和性别，参加适度的运动。如年轻人可适当跑步、打球，老年人可适当散步、打太极拳等。

情志调摄：保持乐观开朗的情绪，积极进取，节制偏激的情感，及时消除生活中不利的事件对情绪的负面影响。

◎体虚乏力、萎靡内向的气虚质

1．气虚质的特征

形体特征：胖瘦均有，肌肉软弱。

常见表现：同样的活动量，气虚质的人容易出现上气不接下气、气喘吁吁的情况。平时喜欢安静，不喜欢说话，讲话声音低弱。容易出虚汗，经常感到乏力。面色萎黄，食欲不振。

心理特征：性格内向或偏软弱，情绪不稳定，胆小，不喜欢冒险。

发病倾向：平素体质虚弱，易患感冒；或发病后因抗病力弱难以痊愈；易患内脏下垂、眼睑或肢体浮肿、夜尿频多等。

对外界环境的适应能力：寒热耐受力差，尤其不耐风寒，不耐劳累。

2．气虚质的养生

饮食调养：平时适宜食用具有益气健脾作用的食物，粮食类，如大米、粳米、小米、大麦、燕麦、白扁豆、山药、大豆等；蔬菜类，如南瓜、胡萝卜、油菜、香菇、圆白菜、莲藕等；水果类，如桂圆、苹果、樱桃、葡萄、柳橙、无花果等；其他类，如豆腐、豆浆、鸡蛋、牛奶、鸡肉、牛肉、大枣、核桃、蜂蜜等。不宜多食生冷苦寒、辛辣燥热或耗气的食物，如空心菜、生萝卜、羊肉、海鲜、葱、姜、花椒、苦瓜、韭菜、茶叶等，应戒烟酒，慎用绿豆。

药膳指导：

黄芪童子鸡：取童子鸡1只，洗净，取生黄芪9克用纱布袋包扎好，置于锅内。在锅中加葱、姜及适量水煮汤，待童子鸡煮熟后，拿出黄芪包，加入盐、黄酒调味，即可食用。此药膳可以益气补虚。

加味土豆烧牛肉：牛腹肋150克，土豆100克，生黄芪15克，党参6克，酱油、糖、盐、油、葱、姜适量。将黄芪、党参煎汁去渣，牛肉切块，土豆去皮切块。牛肉用油煸后，加葱、姜、酱油，并加入药汁及水浸过肉块，文火炖至快烂时，加糖及土豆块，继续炖至肉、土豆烂熟，加盐调味即可。此药膳可补中益气。

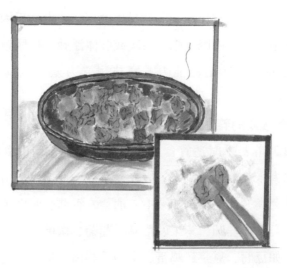

山药粥：将干山药片30克（或鲜山药90克）洗净，鲜者刨去外皮，切成小块，置锅中，并放入已淘洗干净的粳米180克，加清水适量，用小火慢慢煎熬成稀粥。此粥可供每日早晚餐温热食用。此药膳具有补中益气、益肺固精的功效。

起居调摄：提倡劳逸结合，起居规律，不要过度劳动，以免损伤正气。夏季应适当午睡，保持充足的睡眠。平时要注意保暖，避免劳动或激烈运动时出汗受风，坐卧休息要避开门缝、窗缝，以免受凉。居住的卧室环境应采用明亮的暖色调。

体育锻炼：可做一些柔缓的运动，如在公园、广场、庭院、湖畔、河边、山坡等空气清新之处散步、打太极拳、做操等，并持之以恒。平时可自行按摩足三里穴。不宜做大负荷运动和大出汗的运动，忌用猛力和做长久憋气的运动。

情志调摄：多参加有益的社会活动，多与别人交谈、沟通，以积极进取的态度应对生活。

穴位按摩：可选足三里、关元、气海、中脘穴按摩。揉时只要局部有酸胀感即可，每次按揉5分钟，每天操作1~2次。操作不分时间，随时可做。注意不可过度用力。

◎畏寒怕冷、易感风寒的阳虚质

1．阳虚质的特征

形体特征：多体形偏胖，肌肉松软。

常见表现：平时四肢怕冷，腹部、腰膝部畏寒，衣服比别人穿得多，冬天耐受不了寒冷，夏天耐受不了空调冷气。喜欢安静和进食热食,吃冷的东西会感到胃脘不适。容易大便不成形。易觉疲劳,睡眠偏多。

心理特征:性格内向、沉静。

发病倾向:发病多为寒证,易病痰饮、肿胀、泄泻等。

对外界环境的适应能力:耐夏不耐冬,易感受风寒、湿邪。

2.阳虚质的养生

饮食调养:平时适宜食用具有温阳功效的食物,如羊肉、鳝鱼、河虾、刀豆、韭菜、生姜、辣椒、芫荽、葱、蒜、花椒、胡椒、肉桂等甘温益气之品。少食生冷、苦寒的食物,如梨、西瓜、冬瓜、绿豆、柿子等生冷寒凉食物,少饮绿茶。

药膳指导:

枸杞炖羊肉:准备羊腿肉500克,枸杞子10克,生姜、大葱、料酒、食盐各适量。将羊肉整块入开水锅中煮透,撇净血沫,捞出切成方块。大葱切成段,生姜切片,下羊肉,一同煸炒,

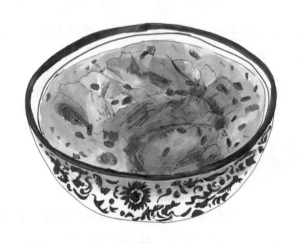

烹入料酒，炒透，再将羊肉同姜片一起倒入砂锅内。将枸杞子、食盐、大葱一起放入砂锅内，武火烧开，转文火炖至羊肉软烂。吃肉喝汤。本品具有补益气血、阳气，温中散寒的功效。

当归生姜羊肉汤：当归20克，生姜30克，冲洗干净，用清水浸软，切片备用。羊肉300克，洗净，切块备用。当归、生姜、羊肉放入砂锅中，加清水旺火烧沸后撇去浮沫，加料酒，再改用小火炖至羊肉熟烂，调味即成。食肉及汤。此汤有温中补血、祛寒止痛的功效，特别适合冬日早、晚食用。

起居调摄：居住环境应注意保持空气流通。秋冬注意保暖，夏季避免长时间待在空调房间，可在自然环境下纳凉，但不要睡在穿风的过道及露天空旷之处。平时注意足下、背部、胃脘部及下腹部的防寒保暖。防止出汗过多，在阳光充足的情况下适当进行户外活动。保持足够的睡眠。可适当洗温泉浴。

体育锻炼：可做一些舒缓柔和的运动，如慢跑、散步、太极拳、广播操等。夏天不宜做过于剧烈的运动；冬天避免在大风、大寒、大雾、大雪及空气污染的环境中锻炼。

情志调摄：多与别人交谈、沟通。对待生活中的不利事件，要从正反两方面分析，及时消除情绪中的消极因素，尽量避免悲忧和惊恐。平时可听一些旋律激扬、高亢、豪迈的音乐。

穴位按摩：可选百会、肾俞、足三里、关元、气海穴按摩。揉时只要局部有酸胀感即可，按揉5分钟，每天操作1~2次。操作不分时间，随时可做，注意不可过度用力。

◎口干咽燥、不耐暑热的阴虚质

1．阴虚质的特征

形体特征：体形偏瘦。

常见表现：经常感觉手心、脚心发烫，皮肤偏干燥，口干咽燥、眼睛干涩、鼻干唇燥，两颧潮红或偏红，喜冷饮而不解渴，容易失眠，大便易干结、便秘，小便短少偏黄。

心理特征：性情急躁，外向活泼好动。

发病倾向：平素易患有不寐、虚劳、便秘等。

对外界环境的适应能力：耐冬不耐夏，不耐受暑热、燥邪。

2．阴虚质的养生

饮食调养：平时适宜食用具有滋阴清热、生津润燥功效的食物，如鸭肉、黑鱼、甲鱼、海蜇、瘦猪肉、绿豆、黄瓜、冬瓜、菜瓜、鲜藕、荸荠、甘蔗、荞麦、豆腐、百合等。少食羊肉、韭菜、辣椒、葱、蒜等温热性燥之品。

药膳指导：

乌鸡汤：准备乌鸡1只，桂圆10克，莲子10克，枸杞子

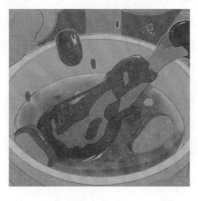

5克，食盐适量。将乌鸡、枸杞子洗净，桂圆去壳，莲子去皮、心。先将上述4味同放在蒸锅内，加入适量清水，武火开锅后转文火炖2小时，临出锅前再放入少许食盐炖15分钟。本品具有生津、滋阴、养血的功效。

莲子百合煲瘦肉：莲子20克，百合20克，瘦猪肉100克，加水适量同煲，肉熟烂后调味食用。本品具有清心安神、润肺止咳的功效。适于阴虚体质见有干咳、失眠、心烦、心悸等症状者。

起居调摄：起居应有规律，居住环境应安静，睡前不要饮茶、锻炼和玩游戏。可早睡早起，避免熬夜、剧烈运动。宜节制房事、戒烟酒。

体育锻炼：适合做中小强度、间歇性的身体练习，可选择太极拳、太极剑、气功等动静结合的传统健身项目。锻炼时要控制出汗量，及时补充水分。不宜洗温泉桑拿。

情志调摄：平时宜克制情绪，遇事要冷静。正确对待顺境和逆境。可采用练书法、下棋怡情悦性，用旅游来寄情山水、陶冶情操。平时多听一些曲调舒缓、轻柔、抒情的音乐，防止恼怒。

穴位按摩：可选劳宫、三阴交、太溪穴按摩，劳宫为心包经的荥穴，可清心泄热、滋阴止汗。三阴交和太溪是补阴要穴。

◎油腻多汗、肥胖痰多的痰湿质

1．痰湿质的特征

形体特征：体形肥胖，腹部肥满松软。

常见表现：面部皮肤油脂多，出汗多而黏腻，手足心潮湿多汗，常感到肢体沉重，身体困倦、不轻松，胸闷，面色淡黄而暗、常有油腻感，眼睑微浮，嘴里常有黏腻或甜的感觉，平素痰多，舌苔偏厚腻。

心理特征：性格温和，处事稳重，为人恭谦、豁达，多善于忍耐。

发病倾向：易患消渴、中风、胸痹等（糖尿病、高血脂、高血压、心脑血管病等）。

对外界环境的适应能力：对梅雨季节及潮湿环境的适应能力较差。

2．痰湿质的养生

饮食调养：平时饮食以清淡为原则，适宜食用具有健脾、化痰、除湿功效的食物，如薏米（薏苡仁）、玉米、赤小豆、白扁豆、海带、冬瓜、洋葱、薤白头、萝卜、金橘等。口味可适当偏温燥，如天气潮湿时进食生姜。吃饭忌快，勿过饱，不吃夜宵。少食肥肉及甜腻的食物，少食寒凉、过酸的食物，如山楂能健脾，但也容易加重痰湿，勿吃水果餐。

药膳指导：

薏米粥：薏米（薏苡仁）20克，赤小豆20克，粳米200克。洗净，加清水适量，煮粥，调味服食。本品具有健脾渗湿的功效。

鲤鱼汤：将活鲤鱼1尾（约1000克）去鳞、腮、内脏；将赤小豆50克、陈皮6克、红椒6克、草果6克填入鱼腹；可加适量生姜片、料酒、葱段、胡椒等调味品，食盐宜少不宜多；放入砂锅内，加清水煮沸，鱼熟即成。本品仿元代《饮膳正要》介绍的鲤鱼汤做法，具有健脾燥湿、化痰利水的功效。由于此汤略偏温性，对于痰湿体质兼有内热者，用此汤时宜去红椒、草果，加生山药30克。

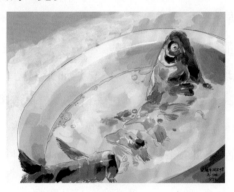

青鸭羹：青头鸭1只，草果10克，赤小豆250克，食盐、葱花各适量。将青头鸭宰杀洗净备用。再将赤小豆洗净，同草果一并装入鸭腹，放入锅内，加水适量，用文火炖至鸭熟烂时，加适量葱花、盐少许即成。空腹饮汤食肉，亦可佐餐。

起居调摄：居住环境宜干燥而不宜潮湿，平时多进行户外活动。衣着应透气散湿，经常晒太阳或进行日光浴。在湿冷的气候条件下，应减少户外活动，避免受寒淋雨。不要过于安逸，贪念床榻。枕头不宜过高，防止打鼾加重。

体育锻炼：因形体肥胖，易于困倦，故应根据自己的具体情况循序渐进，长期坚持运动锻炼，如散步、慢跑、乒乓球、羽毛球、网球、游泳、武术，以及适合自己的各种舞蹈。

情志调摄：保持心境平和，及时消除不良情绪。节制大喜大悲。培养业余爱好，转移注意力。

穴位按摩：足三里、丰隆、中脘穴。

◎又湿又热、排泄不畅的湿热质

1．湿热质的特征

形体特征：形体偏胖或苍瘦。

常见表现：平时面部和鼻尖总是油光发亮，易生痤疮、粉刺、疮疖、酒糟鼻。常感到口干口苦、口臭或嘴里有异味。易出现心烦困倦，眼睛红赤。经常大便黏滞不爽，小便有发热感，尿短少而色如浓茶。女性常带下色黄，男性阴囊总是潮湿多汗。

心理特征：性格多急躁易怒。

发病倾向：易患疮疖、黄疸、火热等病症。

对外界环境的适应能力：对湿环境或气温偏高，尤其是夏末秋初湿热交蒸气候较难适应。

2．湿热质的养生

饮食调养：饮食以清淡为原则，适宜食用具有甘寒、苦寒功效的食物，如赤小豆、绿豆、荞麦、黄瓜、丝瓜、菜瓜、苦瓜、葫芦、冬瓜、藕、茭白、芹菜、荠菜、大白菜、空心菜、苋菜、西瓜皮、绿茶等。少食羊肉、鳝鱼、韭菜、生姜、芫荽、辣椒、酒、饴糖、胡椒、花椒、蜂蜜及火锅、烹炸物、烧烤物等辛温助热的食物。应戒除烟酒。

药膳指导：

凉拌芹菜：芹菜500克，去叶粗筋后洗净，切成3厘米长的段，在开水中烫一下，捞出沥干备用；海蜇150克，清水浸泡后将盐分漂洗干净，切成丝备用。将芹菜、海蜇放入大碗内，加入少许低钠盐、麻油等调味而成。具有清肝、利湿、化痰的功效。

苦瓜豆腐：苦瓜（青亮者为佳）2个，切两头并挖去瓤子，洗净，切成片；豆腐400克，用清水冲洗待用；猪瘦肉（里脊肉）100克，洗净剁成末，加料酒、酱油、水、淀粉适量，搅匀腌10分钟。锅内放精制豆油50克，将豆油加热至六成热，下肉末划散，加入苦瓜片翻炒数下，倒入沸水，推入豆腐块，用手勺划碎，煮沸，加盐、味精（少许为宜）调味，淋上麻油即成。具有清热、解毒、明目、清心的功效。

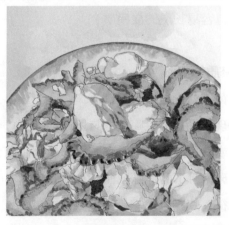

荷前粥：荷叶30克，车前草10克，冬瓜连皮50克，粳米

100克。将冬瓜用刀刮后洗净，切成小块，同粳米、荷叶、车前草一起置于砂锅中煮成稀粥即可。可清热利湿。

起居调摄：避免居住在低洼潮湿的地方，居住环境宜干燥、通风。不要熬夜，或过于疲劳。在盛夏暑热较重的季节，应减少户外活动的时间。湿热体质易皮肤感染，应选款式宽松、透气好的天然纤维衣物；注意个人卫生，保持二便通畅，防止湿热积聚；保持充足而有规律的睡眠，不熬夜，有助于清热。

体育锻炼：适合做大强度、大运动量的锻炼，如中长跑、游泳、爬山、各种球类、武术等。夏天由于气温高、湿度大，最好选择在清晨或傍晚较凉爽时锻炼。

情志调摄：克制过激的情绪，合理安排工作、学习，培养广泛的兴趣爱好。

穴位按摩：以曲池穴、阴陵泉、丰隆穴为主。

◎面色晦暗、容易长斑的血瘀质

1. 血瘀质的特征

形体特征：瘦人居多，面部有斑。

常见表现：平素面色晦暗，口唇暗淡或紫。容易出现皮下瘀青、瘀斑或有色素沉着。眼眶暗黑，鼻部晦暗，易健忘。舌质暗或有瘀斑，舌下的静脉迂曲。身上有疼痛不安。

心理特征：烦躁、健忘。

发病倾向：易患中风、胸痹、症瘕、疼痛等病症。

对外界环境的适应能力：不耐受寒邪。

2．血瘀质的养生

饮食调养：适宜食用具有活血、消瘀、行气、疏肝解郁作用的食物，如山楂、红枣、橘子、香菜、胡萝卜、黑大豆、芋头、萝卜、黑木耳、桃、醋、玫瑰花等。少食蚕豆、甘薯、栗子、花生米、乌梅等，控制盐的摄入。

药膳指导：

山楂益母草糖水：准备山楂10克，红糖20克，益母草10克。将山楂、益母草放入砂锅内，加清水适量，煮取汁液，加入红糖，再煮至红糖完全溶解而成。本品活血化瘀，利水消肿。

起居调摄：作息时间宜有规律，可早卧早起，保持足够的睡眠，但不可过于安逸，以免气机郁滞而致血行不畅。

体育锻炼：可进行一些有助于促进气血运行的运动项目，如太极拳、太极剑、舞蹈、步行、徒手健身操等。亦可进行自我保健按摩，调畅经络、血脉。在运动时如出现胸闷、呼吸困难等不适症状，应停止运动，去医院进一步检查。

情志调摄：及时消除不良情绪，保持心情愉快，防止郁闷不乐而致气机不畅。可听一些抒情柔缓的音乐来调节情绪。

穴位按摩：可每日按揉膈俞、血海、太冲、神阙、委中、内关、合谷等穴位，以有酸胀感为宜。

◎多愁善感、忧郁脆弱的气郁质

1．气郁质的特征

形体特征：体形瘦者为多。

常见表现：常感到闷闷不乐、情绪低沉，易紧张、焦虑不安，常多愁善感、感情脆弱，容易感到害怕或容易受到惊吓，常感到胸胁（乳房及两肋部）胀痛，常有胸闷的感觉，经常无缘无故地叹气，容易心慌、心悸（心跳快），喉部经常有堵塞感或异物感，容易失眠。

心理特征：性格内向不稳定，忧郁脆弱，敏感多疑。

发病倾向：易患郁证、失眠、梅核气、脏躁、百合病、惊恐等病症。

对外界环境的适应能力：对精神刺激适应能力较差；不喜欢阴雨天气。

2．气郁质的养生

饮食调养：适宜食用具有行气、疏肝、解郁、消食、醒神作用的食物，杂粮类的如大麦、荞麦、高粱等；蔬菜可以多吃刀豆、黄花菜、芫荽、海带、萝卜、蘑菇、洋葱、苦瓜、丝瓜等；水果适合吃柑橘、山楂等。也可用玫瑰花、月季花适量泡水代茶饮。

药膳指导：

橘皮粥：橘皮50克，研细末备用。粳米100克，淘洗干净，先煮米做粥，煮至粥将稠时放入橘皮末，再同煮10分钟即成。本粥出自清代章穆《饮食辩录》，具有理气健脾，导滞消痰的功效。

素炒黄花菜：黄花菜（干）50克，清水浸泡后，用开水焯30分钟，再用清水反复浸泡2小时，控净水，切成4厘米长段待用。在炒锅中倒入香油，油热投入黄花菜翻炒几下，放酱油、胡椒粉适量调味，炒熟即可。黄花菜熟食具有清肝除烦、通结气等功效。

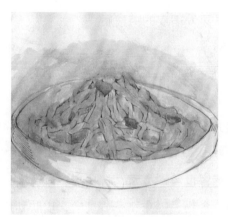

胡萝卜陈皮炒肉丝：胡萝卜切细丝，猪肉切丝后加盐和黄酒拌匀，陈皮浸泡至软切丝。先炒胡萝卜至八成熟后出锅，再用油炒肉丝、陈皮丝3分钟，加入胡萝卜和少许盐、黄酒同炒至香，添水焖烧几分钟，撒上香葱即成。本品具有疏肝理气、行气祛湿之功效。

起居调摄：居住环境应安静，保持有规律的睡眠，睡前避免饮茶、咖啡和可可等具有提神醒脑作用的饮料。

体育锻炼：应尽量增加户外运动，可坚持较大强度的运动锻炼，如跑步、登山、游泳、打球、武术等。多参加群众性的体育项目，如跳舞、下棋等，以便更多地融入社会，解除自我封闭状态。

情志调摄：培养开朗、豁达的性格。多参加有益的社会活动。结交知心朋友，及时向朋友倾诉不良情绪，寻求朋友的帮助。

穴位按摩：可多按压太冲穴，或是用温热水泡脚，调整情绪，疏解压力。

◎容易过敏、易发宿疾的特禀质

1. 特禀质的特征

形体特征：无特殊特征，或有先天生理缺陷。

常见表现：特禀质是体质特殊的人群，常见有遗传性疾病、胎传性疾病及过敏体质等特殊情形。其中，过敏体质的人，即使不感冒也经常鼻塞、打喷嚏、流鼻涕，容易患哮喘，容易对药物、食物、气味、季节过敏，皮肤划痕易起风团，容易起荨麻疹，皮肤常因过敏出现紫红色的瘀点、瘀斑。

心理特征：随禀质不同情况各异。

发病倾向：过敏性体质易出现药物过敏、花粉症等过敏性疾病；其他特禀质易发生血友病等遗传性疾病，易出现唐氏综合征及中医所称的"五迟""五软""解颅"等；易发生胎寒、胎热、胎痫、胎肥、胎弱等胎传疾病。

对外界环境的适应能力：适应能力差，如过敏体质者对季节变化的适应能力较差，易引发宿疾。

2. 特禀质的养生

饮食调养：饮食宜清淡、均衡，粗细搭配适当，荤素搭配合理。过敏体质的人，不宜食用荞麦、花生、蚕豆、白扁豆、咖啡、酒、辣椒、香椿，更应避免海鲜、腥膻发物及含致敏物质的食物。

药膳指导：

乌梅黄芪粥：准备乌梅15克，黄芪20克，粳米100克。将乌梅、黄芪放入砂锅内，加适量水，武火煎开，再转文火熬成浓汁。取出药渣后，在原药液中加入粳米，加入适量清水，熬成粥即可食用。本品具有补益气血、防过敏的功效。

黄芪枸杞粥：先将黄芪30克、枸杞子15克，水煮取汁，水量宜多，煎煮后去渣备用；粳米100克洗净置搪瓷锅内，再加入黄芪药汁同煮，米熬成粥即可。可供早晚餐温热服用。黄芪枸杞粥具有补中益气、扶正固表的功效，适用于神疲乏力、自汗出、易感冒等症。

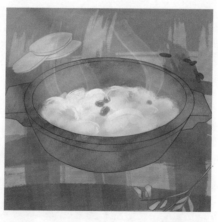

起居调摄：居室宜通风良好，保持室内清洁。起居应有规律，保持充足的睡眠时间。被褥、床单要经常洗晒，可防止尘螨过敏。室内装修后不宜立即入住，应打开窗户，让油漆、甲醛等化学物质挥发干净后再搬进新居。春季室外花粉较多时，要减少室外活动时间，可防止花粉过敏。不宜养宠物，以免对动物皮毛过敏。

体育锻炼：积极参加各种力所能及的体育锻炼，增强体质。天气寒冷时锻炼要注意防寒，防止感冒。

情志调摄：合理安排作息时间，正确处理工作、生活和学习的关系。避免情绪紧张。

穴位按摩：尺泽位于血郄之侧，有活血的作用，治风先治血，血行风自灭；章门有息风的作用；血海有化血为气、运化脾血之功能，能够起到活血通络、祛风止痒的作用。

第四章 因时施养——二十四节气与养生

"中国式"养生就是顺应自然

"故智者之养生也，必顺四时而适寒暑……如是，则僻邪不至，长生久视。"

——《黄帝内经·灵枢·本神》

这几年流行的"保温杯里泡枸杞"的养生方法，是国人养生的一个缩影。中国人的养生可概括为一句话——天人相应，顺应自然。就是按照时令节气的阴阳变化规律，运用相应的养生手段保证健康长寿。

古话说"天人相应"，很有道理，因为人体作为自然界中的一个开放系统，自然会受到自然界错综复杂的致病因素的影响。我国大部分地区四季分明，四季变化对人体健康和疾病有影响，人体的脏腑功能对四季也有剧烈的反应。因此，顺应四时的养生是最富东方特色的养生之法，春天养生、夏天养长、秋天养收、冬天养藏中蕴含了中医养生的精华。生、长、收、藏都是四季里"气"的表现。古时讲的"气"，更多指节气，一年四季，一季有六个节气，即二十四节气。顺应四季气候阴阳变化的规律和特点进行调养，可以达到养生和延年益寿的目的。

春季养生：万物生发，充沛阳气

春天，指从阴历正月至三月，从立春开始到立夏为止的季节。其间包括立春、雨水、惊蛰、春分、清明、谷雨六个节气。春天是万物复苏、阳气生发的季节，春季养生必须掌握春令之气生发舒畅的特点，注意保持体内阳气，使之充沛，不断旺盛起来，才能防病保健康。春季保健，应注意以下五个方面。

1．让自己高兴一点儿，取悦自己

对于适应性较差的人，春季容易产生情绪抑郁、心情不畅的状况，中医称之为"肝气郁结，肝阳上亢，肝风内动"。所以，春季调节情志十分重要。克服情志波动的最好方法在于增加休闲活动，如可以进行植树、养花、弹琴、下棋、书画、钓鱼或短途旅游等活动，努力做到心情舒畅、人际关系融洽。

2．吃点温补的食物

中医养生学认为"春三月，此谓发陈，天地俱生，万物以荣"。人体应该顺应这种气候的变化，注意葆养阳气。同时，早春仍有冬日余寒，因此，要多吃些温补、生发阳气的食物，如韭菜、大蒜等，可适当配些清解里热、滋养肝脏、润肝明目的食物，如菠菜、芹菜等。在饮食上宜"省酸增甘，以养脾气"。当然，有些人冬令长居空调暖气房间或冬季已进参茸之品，体内已有郁热或湿热的症状，开春就不宜过于温补了。

3．多运动，出去玩，别贪睡

春天容易犯困，即所谓春困。人们可根据自己的体力和爱好来选择运动以预防春困，晒晒太阳，散步行走，多呼吸大自然中的新鲜空气。要保证睡眠，夜卧早起，保持室内空气流通，经常开窗换气，此外还要增加营养。研究证明，缺乏B族维生素与饮食过量是引发春困的重要原因，所以可以适当增加小米、麦片、豆类的摄入。

4．捂一捂，"温度"比"风度"更重要

春季气候既非大寒，又非大热，以风为主，气温变化大。俗话说"春捂秋冻"，这句谚语告诉我们，刚步入春季，切忌减衣过速，不可过早地脱棉卸衣，衣物的穿着应随气候的变化而随时增减，着装要内松外紧，柔软保暖，否则易导致感冒、上呼吸道感染，引发慢性支气管炎、肺炎、肺心病等。

5．预防春天高发的疾病

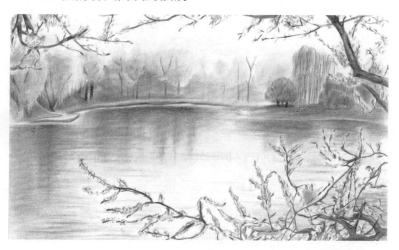

　　春天气温回升，细菌、病毒随之繁殖生长，加上人们的户外活动增加，使流感、肺炎、流脑、肝炎等流行性、感染性疾病发病率增加。此外，春天百花争妍，花粉随风飞扬，过敏性哮喘患者最容易发病。所以，首要的就是坚持身体锻炼，提高机体抗病能力；其次要讲究卫生，消除病虫害以杜绝病源，要保持室内空气新鲜，多开窗户。过敏体质的人，春天要尽可能避免与过敏原接触，可服用祛风抗过敏的中药进行调护预防。春季早晚温差较大，冷暖多变，是心脑血管疾病的高发期，这类患者应特别注意适应气温冷暖的变化。

春季节气的养生与食疗

◎立春养生

泥牛鞭散六街尘，生菜挑来叶叶春。

从此雪消风自软，梅花合让柳条新。

——【宋】王镃《立春》

　　立春是一年中的第一个节气。立春时节，气温开始升高，人体新陈代谢开始旺盛。立春养生要顺应春天阳气生发、万物始生的特点，注意保护阳气。精神调养方面，主要注意护肝，而护肝首要从心情着手，忌心情忧郁，力戒暴怒，做到心胸开阔，乐观向上。起居调养方面，要多参加室外活动，克服倦懒思眠状态，使自己的精神情志与大自然相适应，达到身心和谐、精力充沛。衣着方面，不宜骤减棉服，减衣要循序渐进，遵循下厚上薄、先减上衣的原则，养阳之生气。防病保健方面，初春天气由寒转暖，各种致病的细菌、病毒随之生长繁殖，流行性感冒、流行性脑脊髓膜炎、麻疹、猩红热、肺炎等多有发生和流行。为避免此类疾病的发生，首先要消灭传染源，其次要常开窗，保持室内空气清新，还要加强锻炼，提高机体的防御能力。

◎立春食疗

立春的饮食药膳应以"升补"为主，要考虑春季阳气初生，宜食辛甘发散之品，不宜食酸收之味。

1．虾仁韭菜

原料：虾仁30克，韭菜250克，鸡蛋1个，食盐、酱油、淀粉、植物油、麻油各适量。

制作：将虾仁洗净泡发，约20分钟后捞出沥干水分待用；韭菜择洗干净，切3厘米长段备用；鸡蛋打破盛入碗内，搅拌均匀加入淀粉、麻油调成蛋糊，把虾仁倒入拌匀待用。炒锅烧热倒入植物油，待油热后下虾仁翻炒，蛋糊凝住虾仁后放入韭菜同炒，待韭菜炒熟，放食盐、淋麻油，搅拌均匀起锅即可。

功效：补肾阳，固肾气，通乳汁。

2．枸杞粥

原料：枸杞子15~20克，糯米50克，白砂糖适量。

制作：先将枸杞子除去杂质洗干净，与糯米同入砂锅内加水500毫升左右，用文火熬煮至米开花，汤稠有油时即停火焖5分钟，再放入白砂糖搅匀即可。

功效：补血明目，滋阴益肾。

3．红枣糯米粥

原料：糯米100克，红枣6~8颗，红糖适量。

制作：将糯米和红枣淘洗干净，浸泡30分钟。锅中放入3~4碗水烧开，将泡好的糯米滤去水倒入开水中，放入红枣，烧滚后转文火，加盖留小缝，熬30分钟，搅动，再熬10分钟左右即可，加适量红糖搅匀趁热食用。

功效：养胃补虚，治脾胃气虚所致的胃脘隐痛，喜温喜按。

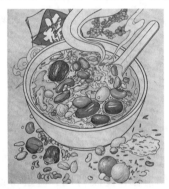

◎雨水养生

好雨知时节，当春乃发生。

随风潜入夜，润物细无声。

野径云俱黑，江船火独明。

晓看红湿处，花重锦官城。

——【唐】杜甫《春夜喜雨》

雨水是二十四节气中的第二个节气，历书中说："斗指寅为雨水，东风解冻，冰雪皆散而为水，化而为雨，故名雨水。""雨水之候，獭祭鱼，鸿雁来，草木萌动。"雨水不仅表示降雨的开始，也表明雨量开始增多，容易出现倒春寒。雨水时节寒中有湿，要多注意防护。精神调养方面，要静心寡欲，不妄作劳，以养元气。起居调养方面，要避免倒春寒的寒湿对人体内脏和关节产生影响。衣着方面，不要过早减去外衣。运动方面，避免在恶劣的天气进行户外运动，多进行室内运动。防病保健方面，春季肝旺及"倒春寒"寒湿易伤脾土，要以调理脾胃为要。

◎雨水食疗

雨水时节气候转暖，又风多物燥，常会出现皮肤及口舌干燥、嘴唇干裂等现象，故应多吃新鲜蔬菜、多汁水果以补充人体水分，多吃黄绿色蔬菜，如胡萝卜、南瓜、青椒、芹菜等，可以解除身体疲乏、精神不振等春困状况。还可选择食用韭菜、香椿、百合、豌豆苗、茼蒿、荠菜、春笋、山药、藕、芋头、萝卜、荸荠、甘蔗等蔬果。

1．香椿拌豆腐

原料：香椿20克，豆腐150克，食盐适量。

制作：香椿洗净，沥干切碎，用开水焯一下，加入豆腐拌匀，加食盐、麻油、味精等调味即可。

功效：芳香健胃。

2．薏米山药粥

原料：薏米、山药各10克，粳米100克。

制作：先将山药刮去外皮，切开晒干，与薏米、粳米同置砂锅内，加水用文火煮至粥开汁稠，以表面有粥油为度。

功效：健脾渗湿、滋补肺肾。

3．地黄菊花粥

原料：地黄15克，白菊花10克，粳米50克，冰糖适量。

制作：先将地黄、白菊花洗净，加水煎煮后取汁，在药汁中加入洗净的粳米，用文火煮成粥，加入冰糖调味即可食用。

功效：清肝明目。

◎惊蛰养生

　　浮云集。轻雷隐隐初惊蛰。初惊蛰。

鹈鸠鸣怒，绿杨风急。

　　玉炉烟重香罗浥。拂墙浓杏燕支湿。

燕支湿。花梢缺处，画楼人立。

——【宋】范成大《秦楼月》其五

　　惊蛰的意思是天气回暖，春雷始鸣，惊醒蛰伏于地下冬眠的昆虫。精神调养方面，惊蛰时节，肝气最旺，容易动怒，要注重养肝，避免暴怒或抑郁，尤其对于一些有慢性病的人，不要轻易动怒，避免眩晕、中风等疾病的发生。起居调养方面，惊蛰时节尽管天气已回暖，但早晚温差大，衣着方面要注意保暖，及时增添衣物。惊蛰节气容易出现春困，要早睡早起，多进行户外活动，多呼吸新鲜空气，使精神愉悦；多锻炼身体，增强人体的抗病能力，保持身体健康。防病保健方面，惊蛰之后天气明显变暖，首先要防感冒和流感的发生，预防为主，增强体质；其次要防精神疾病，保持心情愉快；最后要预防旧疾复发，适当锻炼，局部保暖。

◎惊蛰食疗

惊蛰的饮食原则是保阴潜阳，多吃清淡食物，如糯米、芝麻、蜂蜜、乳品、豆腐、鱼等。可以适当选用补品，以提高人体的免疫力，还可以食用一些具有补益正气作用的食疗粥来增强体质。

1. 猪心枣仁汤

原料：猪心1个，酸枣仁15克，茯神15克，远志5克，味精、精盐适量。

制作：先将猪心剖开，洗干净。茯神、酸枣仁、远志用细纱布袋装好，扎紧口，与猪心同入砂锅，加水适量，先用武火烧沸，打去浮沫，后改为文火慢炖，至猪心熟透后，加少许精盐、味精调味即成。

功效：补血养心，益肝宁神。

2. 木耳粥

原料：白木耳5~10克，大枣3~5颗，糯米50克，冰糖适量。

制作：先将白木耳用清水浸泡3~4小时。糯米与大枣同入砂锅先煮粥，待沸数分钟后，再加入白木耳、冰糖，文火熬至米花汤稠即成。

功效：滋阴润肺，补脑强心。

◎春分养生

雨霁风光，春分天气，千花百卉争明媚。

画梁新燕一双双，玉笼鹦鹉愁孤睡。

薜荔依墙，莓苔满地，青楼几处歌声丽。

蓦然旧事上心来，无言敛皱眉山翠。

——【宋】欧阳修《踏莎行》

西汉学者董仲舒在《春秋繁露·阴阳出入上下》中说："春分者，阴阳相半也，故昼夜均而寒暑平。"春分节气平分了昼夜和寒暑，因此在保健养生时应注意保持人体的阴阳平衡状态。精神调养方面，要防躁动，要保持轻松愉快、乐观向上的精神状态。起居方面，要坚持适当锻炼、定时睡眠、定量用餐。春分时头部要少捂，多用手指或梳子梳头有助于阳气的生发。要经常开窗，使室内空气流通，保持空气清新。春分时节易发春困，要积极参加锻炼和户外活动，促进和改善机体血液循环，舒展肢体，使阳气生发。

◎春分食疗

春分时节肝气旺，肾气微，故在饮食方面要戒酸增辛，助肾补肝，注意健运脾胃。可多吃姜、葱、荞麦、韭菜、淮山药、枸杞子、土豆、椰菜、鸡肉、鲤鱼、鲫鱼等食物，同时也可结合药膳进行调理。

1. 白烧鳝鱼

原料：鳝鱼500克，黄酒、葱白、生姜、食盐、胡椒粉、植物油各适量。

制作：鳝鱼去骨及内脏，洗净切成寸段备用。锅内倒入植物油，烧至七成热时，放入鳝鱼、葱、姜，略炒后加入黄酒、食盐、少量清水，文火烧至熟透撒入胡椒粉即成。

功效：补虚损，止便血。对于产后虚羸、痔疮出血、下痢脓血、脏腑耗损效果尤其好。

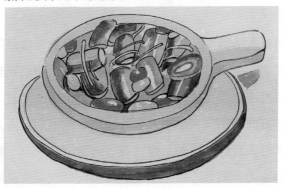

2. 茯苓粥

原料：茯苓15克，粳米200克，冰糖适量。

制作：将茯苓、粳米洗净，一同放入锅中，加适量清水，武火煮开后改文火煮至粥熟米烂，调入冰糖略煮即成。

功效：健脾利湿。

3. 百合杏仁粥

原料：鲜百合50克（干品30克），杏仁10克，粳米50克，白糖适量。

制作：将百合去皮，杏仁去尖，粳米淘净，一同放入锅中，加水适量，以武火烧沸，再以文火熬煮至熟，加入白糖搅匀。

功效：养阴润肺，止咳安神。

◎清明养生

清明时节雨纷纷，路上行人欲断魂。

借问酒家何处有？牧童遥指杏花村。

——【唐】杜牧《清明》

清明有天清地明、气清景明的含义。春季通常是精神类疾病的高发期。清明节是我国传统的祭祀节日，我们在扫墓祭奠先人的同时注意不要过度悲伤，以免由于情绪波动过大引起精神或身体方面的疾病。起居方面，应该早睡早起，多参加一些户外的亲近大自然的活动，像赏花、郊游、放风筝、爬山等，可以缓解压力，调节心情。早晚和降雨前后气温波动较大时，要及时增添衣物，避免受寒淋雨，让身体保持干燥、温暖的状态。防病保健方面，尽量少去室内人口密集的公共场所，多开窗通风，避免流行性感冒、流行性脑脊髓膜炎、麻疹、流行性腮腺炎等传染病的发生。对有心脑血管疾病的人来说，气温波动较大时要注意保暖，避免劳力劳心，外出时要带好必备的急救药品。这一节气天气阴凉，是高血压的易发期，应当减轻和消除异常情志反应，保持心情舒畅，首选动作柔和、动中有静的太极拳作为锻炼方式。高血压患者要早睡早起，切忌熬夜。饮食应以补肾、调节阴阳虚亢为养生重点，尤其强调低盐饮食。对形体肥胖者，多食瓜果蔬菜。

◎清明食疗

清明时节，要多吃当下时令的食物，如韭菜、莴苣、芹菜、香椿、草莓、樱桃等，可以喝一点儿绿茶来防春困；不宜食用"发"的食物，如笋、鸡等。春季正是冬笋、春笋相继上市的时节，笋味鲜美，人多喜食，但它性寒，滑利耗气，不要多吃。

1．荠菜粥

原料：新鲜荠菜250克（或干荠菜90克），粳米50~100克。

制作：将荠菜洗干净切碎，与粳米同入砂锅内，加水500~800毫升，文火煮粥。

功效：益气健脾，养肝明目，止血利水。

2．芹菜炒豆腐干

原料：芹菜250克，豆腐干300克，葱、姜、蒜及调料适量。

制作：芹菜洗净切丝，豆腐干切丝，将锅置旺火上，倒入花生油，烧至七成热，下姜、葱、蒜炒出香味后，加入芹菜丝和豆腐干丝翻炒至熟即可。

功效：清肝降火，降压调脂，适用于高血压病及高脂血症患者食用。

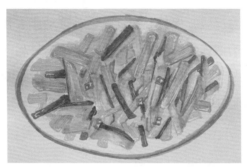

3．枸杞猪肝粥

原料：枸杞子10克，猪肝（或其他动物的肝脏）50克，大米100克，香菜10克，葱、姜及调料少许。

制作：将枸杞子和猪肝洗净切碎，加入大米，再加适量的水，同煮为粥，待出锅前放入香菜、葱、姜及调料等即可食用。

功效：滋补肝肾，养肝明目。

◎谷雨养生

> 几枝新叶萧萧竹，数笔横皴淡淡山。
>
> 正好清明连谷雨，一杯香茗坐其间。
>
> ——【清】郑燮《竹石图轴题句》

谷雨，是春季的最后一个节气，有"雨水生百谷"的含义。谷雨后，气温回升速度加快，降雨增多，空气湿度增大。谷雨的养生原则主要有以下几点：精神调养方面，保持平和的心态，遇事避免焦虑、忧郁甚至动肝火，尽量减少外界的刺激，可以选择听音乐、春游、散步等方式调节心情。起居方面，早睡早起，日间与夜间温差大，要及时增减衣服。不要活动太剧烈而过度出汗，出汗后避免吹风，防止感冒。雨水偏多时要防湿邪侵入人体，以免出现肩颈关节疼痛及脾胃功能受困等症状。防病保健方面，对于过敏体质的人，要注意避免接触花粉，尽量减少进食高蛋白、高热量的食物，切勿食用已知的明确会导致过敏的食物，避免过敏性鼻炎、过敏性哮喘及过敏性皮肤病的发生。

◎谷雨食疗

谷雨时节脾胃功能旺盛，消化功能强健，可适当吃一些补益气血的食物，如大枣、桂圆、山药等，增强体质，为平安度夏做准备。少食酸性和辛辣刺激的食物，不宜进食羊肉、辣椒等大辛大热之品，以防邪热化火，诱发疮痈疔肿等疾病。按照中医"春养肝"的观点，要抓紧时机调理肝血。此时的食疗要点重在养肝清肝、滋养明目。

1. 三色汤

原料：黄豆芽100克，姜丝20克，红大椒1个，植物油、白醋、湿淀粉、鸡汤、食盐、麻油、味精各适量。

制作：将油锅烧热，下黄豆芽煸炒几下，放入白醋炒至八分熟，出锅备用；锅内放入鸡汤、姜丝，烧开后把红大椒入锅，再次滚开后，将黄豆芽、盐入锅，再用湿淀粉勾芡，淋上麻油出锅即成。

功效：祛风除湿，活血通络。

2．熟地粥

原料：熟地黄30克，粳米40克。

制作：先将熟地黄切成片，用纱布包扎好，放入砂锅内，加水500毫升左右，浸泡片刻，用火先煮，经数次沸腾后，见药汁呈棕黄色，药香扑鼻时，放入粳米慢慢烹煮，待米仁开花，药汁浸入米仁内，形成粥糜，呈稀糊状，去掉药袋即成。

功效：养血滋阴。

3．猪肝粥

原料：猪肝100~150克，粳米100克，细葱3根，生姜3片，食盐适量。

制作：将猪肝洗干净，切成小块，与粳米同入砂锅，加水700毫升左右，以文火煮粥；将细葱、生姜切碎，待猪肝熟透，粥稠将熟时，加入葱、姜、食盐，搅匀稍煮片刻即可。

功效：补血、益肝、明目。

夏季养生：生机旺盛，清热防暑

夏天，指农历四月至六月，从立夏之日起，到立秋之日止的季节。其间包括立夏、小满、芒种、夏至、小暑、大暑六个节气。在一年四季中，夏季是一年里阳气最盛的季节，气候炎热而生机旺盛，对于人来说，此时是新陈代谢最旺盛的时期。夏季保健，应遵循以下四项原则。

1．盛夏防暑邪

夏日酷暑常使人大汗淋漓，有时会因出汗过多、疏泄过度而伤津，津伤则唇干舌燥、大便干结、尿黄、心烦、短气、懒言。若津液耗伤超过了生理代谢的限度，可能出现猝然昏倒，不省人事，甚至死亡。因此，夏季首先应防暑。夏季的饮食以清淡爽口，具有清热祛暑功效的食物为主，如鲜藕、丝瓜、黄瓜、冬瓜、西红柿等。老人应少吃油腻食物，体弱者应避免食用冷饮及生冷瓜果。

2．长夏防湿邪

三伏时节，由于气温高、湿度大，人体汗液不易排出，出汗后不易蒸发，因而会使人烦躁、疲倦、食欲不振，此时，容易发生胃肠炎、痢疾等。所以在长夏要重视防止湿邪的侵袭，保持居室干燥，勤换衣物，可以多吃薏苡仁、莲子、红小豆、绿豆等清热利湿的食物。

3．注意保阳气

夏季，有人因空调开的时间过长，或不停地吃冷饮，或露宿室外，或当风而睡而导致伤风感冒。风寒之气入侵人体可能引起四肢麻木、腰腿酸痛等症状。患有高血压、冠心病、脑动脉硬化、心肌梗死等慢性疾病的人，夏日如受寒冷刺激会使血管痉挛，血压升高，以致旧病复发或加重病情，所以夏季要防冷病侵袭。"冬吃萝卜夏吃姜，不劳医生开药方"，就是告诉人们夏季要保护阳气。中医讲究"冬病夏治"，就是多在冬天发作的呼吸道疾病、过敏性疾病、关节病变、慢性脾胃疾病，在夏天进行穴位敷贴治疗，可以取得较好的疗效。

4. 锻炼要科学

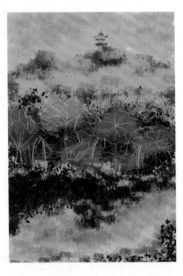

夏季体育锻炼应避开烈日，场地宜选择在河湖水边、公园庭院等空气新鲜的地方，有条件的人可以到森林、海滨地区去疗养、度假。锻炼的项目以散步、慢跑、太极拳、广播操为好。若运动过激，可导致大汗淋漓，汗泄太多，不但伤阴气，也易损阳气。在锻炼过程中，可适当饮用淡盐开水或绿豆盐水汤，切不可大量饮用凉开水，更不能立即用冷水冲头、淋浴。心主夏，在盛夏暑日，尤其要注重养心。培养广泛的兴趣爱好，利用业余时间参加一些如下棋、游泳、钓鱼等的文娱活动，可使人心旷神怡。在饮食上宜选用降血脂的食物，如生姜、洋葱、花生、大豆、蘑菇、海藻、酸牛奶、茶叶、山楂等，宜少吃咸食和富含脂肪的食品。

夏季节气的养生与食疗

◎立夏养生

绿槐高柳咽新蝉，薰风初入弦。碧纱窗下水沉烟。棋声惊昼眠。微雨过，小荷翻，榴花开欲然。玉盆纤手弄清泉。琼珠碎却圆。

——【宋】苏轼《阮郎归·初夏》

立夏时节万物繁盛，是夏天的开始。精神调养方面，关键是养心，保持神清气和、心情愉快的状态，切忌大悲、大喜、过分紧张、恼怒，避免一些心血管方面的疾病发生。起居调养方面，晚睡早起，适当增加午睡的时间，衣着轻薄、勤洗勤换，运动不要过于激烈，不可过度出汗，选择相对平和的运动项目。防病保健方面，夏季衣服单薄，要防外感性疾病的发生，避免气血瘀滞，防止心脏病的发生，注意环境、饮食和个人卫生，不吃生冷蔬菜和不洁瓜果，防止菌痢的发生。立夏天气渐热，植物繁盛，此季节有利于心脏的生理活动，所以，要注重对心脏的特别养护。

◎立夏食疗

孙思邈在《摄养论》中说："四月，肝脏已病，心脏渐壮，宜增酸减苦，以补肾强肝，调养胃气。"此时饮食宜清淡，以易消化、富含维生素的食物为主，多吃蔬菜、水果和粗粮，少吃大鱼大肉、油腻辛辣和热性的食物。

1．荷叶凤脯

原料：鲜荷叶2张，火腿30克，剔骨鸡肉250克，水发蘑菇50克，玉米粉12克，食盐、白糖、鸡油、绍酒、葱、姜、胡椒粉、味精、香油各适量。

制作：鸡肉、蘑菇均切成薄片，火腿切成10片，葱切短节、姜切薄片，荷叶洗净，用开水稍烫一下，去掉蒂梗，切成10块三角形备用。蘑菇用开水焯透捞出，用凉水冲凉，把鸡肉、蘑菇一起放入盘内，加盐、味精、白糖、胡椒粉、绍酒、香油、鸡油、玉米粉、葱节、姜片搅拌均匀，然后分别放在10片三角形的荷叶上，包成长方形包，码放在盘内，上笼蒸约2小时，若放在高压锅内只需15分钟即可。出笼后可将原盘翻于另一干净盘内，拆包即可食用。

功效：清芬养心，升运脾气。可作为常用补虚之品，尤为适宜夏季食补。

2．桂圆粥

原料：桂圆25克，粳米100克，白糖少许。

制作：将桂圆同粳米共入锅中，加适量水，熬煮成粥，调入白糖即成。

功效：补益心脾，养血安神。尤其适用于劳伤心脾、思虑过度、身体瘦弱、健忘失虑、月经不调等症。喝桂圆粥忌饮酒、浓茶、咖啡等物。

3．赤小豆粥

原料：赤小豆30~50克，粳米50克，白砂糖适量。

制作：先将赤小豆用温水浸泡2~3小时，然后捞出放入砂锅内，加水500毫升左右，以武火先将赤小豆煮烂，再放入粳米，改以文火慢慢熬煮，待粥将熟时，加入白糖，稍煮片刻即可。

功效：健脾胃，利小便，消水肿，通乳汁。

◎小满养生

> 夜莺啼绿柳，皓月醒长空。
>
> 最爱垄头麦，迎风笑落红。
>
> ——【宋】欧阳修《小满》

小满过后，天气逐渐炎热起来，雨水开始增多，预示着闷热、潮湿的夏季即将来临。精神调养方面，小满时节人们易感到烦躁不安，此时要调适心情，注意保持心情舒畅，胸怀宽广。切忌过于激动、喜悦，情绪剧烈波动易引发心脑血管意外。起居调养方面，晚睡早起，早晚及降雨前后温差过大时要及时增添衣物。运动不要过于激烈，锻炼时间不要过长，运动后饮用淡盐水或清凉退暑饮料，锻炼后宜用温水洗澡。防病保健方面，小满时节天气闷热潮湿，易发生脚气、湿疹等皮肤病，注意防热防湿。气温升高，人体新陈代谢旺盛、消耗大，容易有疲劳感，引发便秘、口腔溃疡、咽痛等症状。在重视饮食起居及劳逸结合的同时，要调整好七情六欲，保持愉悦的心情，提高机体的免疫力。

◎小满食疗

由于小满时节是皮肤病的高发期，按未病先防的养生观，饮食调养上宜以清爽、清淡的素食为主，避免进食肥甘厚腻及生冷助湿的食物，常吃具有清利湿热作用的食物。

1．黑鱼粥

原料：黑鱼200克，薏米30克，淮山药30克，生姜3片，食盐适量。

制作：先将黑鱼洗净切片，然后与薏米、淮山药同入砂锅，加水适量，以武火煮沸后，改用文火慢熬，将生姜切碎，待黑鱼熟烂，粥将成时加入姜、食盐，搅匀稍煮片刻即可。

功效：益气健脾，祛湿利水。

2．牛肚薏米粥

原料：牛肚100~150克，薏米100克，食盐适量。

制作：先将牛肚洗干净，切成细块，与薏米同入砂锅，加水适量，以文火煮粥，待牛肚熟烂，粥将熟时加入少量食盐，搅匀稍煮片刻即可。

功效：益气，健脾，祛湿。

3．芹菜拌豆腐

原料：芹菜150克，豆腐1块，食盐、味精、香油少许。

制作：芹菜切成小段，豆腐切成小方丁，均用开水焯一下，捞出后用凉开水冷却，控净水待用。将芹菜和豆腐搅拌，加入食盐、味精、香油拌搅匀即成。

功效：平肝清热、利湿解毒。

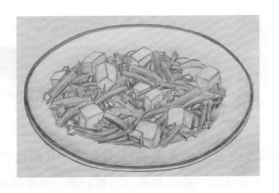

◎芒种养生

芒种看今日，螳螂应节生。

彤云高下影，鹦鸟往来声。

渌沼莲花放，炎风暑雨情。

相逢问蚕麦，幸得称人情。

——【唐】元稹《咏廿四气诗·芒种五月节》

芒种时分，长江中下游地区降水增多，气温升高，开始进入阴雨连绵不断的梅雨季节，空气十分潮湿，天气异常闷热，各种衣物器具极易发霉。精神调养方面，要保持轻松、愉快的状态，避免恼怒忧郁，使体内气机宣畅，通泄自如。起居方面，晚睡早起，重视午休来保护心脏。适当晒晒太阳，以此顺应阳气，利于体内气血的运行，振奋精神。不要久居空调房，定时通风换气。天气炎热，要常洗温水澡，衣衫勤洗勤换，有助于防暑降温。防病方面，芒种时节气温升高，空气湿度大，人体内的汗液无法通畅地发散出来，可以通过适当的运动促进排汗，增强抵抗力，避免在烈日暴晒下运动，以免出汗过多耗气伤津。

◎芒种食疗

饮食调养方面，历代养生家都认为夏三月的饮食宜清补，适当摄入生津止渴、除烦解暑、清热利湿、排毒通便的食物，如黄瓜、西瓜、木耳、薏米等。在强调饮食清补的同时，特别强调食勿过咸、过甜，宜多吃一些祛暑益气、生津止渴的食物。

1.蚕豆粥

原料：鲜蚕豆50克，粳米100克，白砂糖适量。

制作：将蚕豆洗净、去皮，同淘洗干净的粳米一起放入锅中，加水煮成粥即可，也可视个人喜好加白砂糖调匀。

功效：健脾利湿，降血脂，嫩蚕豆煮稀饭能和胃润肠通便，对习惯性便秘有良效。

2.白扁豆粥

原料：白扁豆20克，粳米60克，红糖适量。

制作：先将白扁豆用温水浸泡一宿，与粳米同入砂锅，加水以文火煮至粥稠味香，停火闷5~7分钟，放入红糖即可。

功效：健脾养胃，清暑止泻。

3.西红柿炒鸡蛋

原料：西红柿300克，鸡蛋3个，精盐、味精各适量。

制作：西红柿洗净切片，鸡蛋入碗内搅匀。油锅烧热，先将鸡蛋炒熟，盛入碗内。炒锅洗净，烧热放油，把西红柿倒入锅内翻炒2分钟后，将鸡蛋、盐入锅同炒3分钟，放少许味精出锅即可。

功效：生津止渴，养心安神。

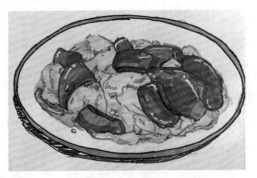

◎夏至养生

西山已暗隔金钲，犹照东山一抹明。

片子时间弄山色，乍黄乍紫忽全青。

——【宋】杨万里《夏至雨霁与陈履常暮行溪上二首》其一

夏至这天是一年中白昼最长的一天，夏至过后白昼逐渐缩短，气温将会继续升高。精神调养方面，夏至后由于气温越来越高，人体消耗大，容易感到疲倦或烦躁，最佳对策是保持内心平静。要注意保持乐观积极的状态，尽量少动怒。心情烦躁时注意调整呼吸，可以使心神安宁、心情平静。

起居方面，由于夏季气温高，人体消耗大，应多注意休息，每天保证七个小时的睡眠时间，中午适当休息。要常洗温水澡，可以缓解疲劳，增加抵抗力。气温高，皮肤腠理呈开泄状态，要注意防风寒湿邪侵入人体，睡眠时不宜吹风扇，空调房注意室内外温差不宜过大，不宜夜晚露宿。应选择在清晨或傍晚天气凉爽的时候进行运动，避免做太剧烈的运动，以免出汗过多，损伤人体的正气。游泳是夏至时节最好的运动，既避暑又愉悦心情。建议多穿红色的衣服，红色可见光波长最长，可大量吸收日光中的紫外线，从而保护皮肤，防止皮肤老化甚至癌变。防病保健方面，夏至后气温较高，要注意防晒、防中暑。"三高"人群要警惕热中风，有不适症状及时就医，以免延误病情。夏季颈椎病易发，应选择合适的枕头，室内空调温度低时注意颈部保暖，保证充足的睡眠，长期伏案工作的人群，连续工作一小时后建议多做米字操缓解颈部不适。若出现痱子，可用艾叶或食盐水清洗。

从中医理论讲，夏至是阳气最旺的时节，因此养生也要顺应夏季阳盛于外的特点，注意保护阳气。起居调养，以顺应自然界阳盛阴衰的变化，宜晚睡早起。安排室外工作和体育锻炼时，应避开烈日炽热之时，加强防护。合理安排午休时间。《养生论》对炎炎夏季有其独到见解，"心静自然凉"说的就是夏季养生法中的精神调养。

◎夏至食疗

夏季气候炎热，人的消化功能相对较弱，因此，饮食宜清淡可口，避免进食过甜、过咸、油腻难消化的食品，多吃蛋白质含量高的食物，既能补充营养还能养心。要多食杂粮，不可过食热性食物，冷食瓜果当适可而止以免损伤脾胃。夏季多汗，体内盐分容易丢失，多吃一些酸味的食物以固表，吃点苦味的食物以清心。夏至后气温高，食物容易腐败变质，多食大蒜，可增强肠道的杀菌能力，保护胃肠健康。

1．奶油冬瓜球

原料：冬瓜500克，炼乳20克，熟火腿10克，精盐、鲜汤、香油、水淀粉、味精各适量。

制作：冬瓜去皮，洗净削成小球状，入沸水略煮后，倒入冷水使之冷却。将冬瓜球排放在大碗内，加盐、味精、鲜汤上笼用武火蒸30分钟取出。把冬瓜球复入盆中，汤倒入锅中加炼乳煮沸后，用水淀粉勾芡，冬瓜球入锅内，淋上香油搅拌均匀，最后撒上火腿末出锅即成。

功效：清热解毒，生津除烦，补虚损，益脾胃。

2．荷叶茯苓粥

原料：荷叶1张，茯苓50克，粳米或小米100克，白糖适量。

制作：先将荷叶煎汤去渣，把茯苓、洗净的粳米或小米加入药汤中，同煮为粥，出锅前将白糖入锅即可。

功效：清热解暑，宁心安神，止泻止痢（对患心血管疾病、神经衰弱者亦有疗效）。

3．藕粥

原料：新鲜藕200克，粳米50~100克，白糖适量。

制作：先将鲜藕洗干净，切成细小薄片，与粳米同入砂锅，加水500毫升左右，文火煮粥，待粥将熟时，加入适量白糖，稍煮片刻即可。

功效：生津止渴，清肺凉血，润肤养颜，抗皱抑斑。

◎小暑养生

> 倏忽温风至，因循小暑来。
>
> 竹喧先觉雨，山暗已闻雷。
>
> 户牖深青霭，阶庭长绿苔。
>
> 鹰鹯新习学，蟋蟀莫相催。
>
> ——【唐】元稹《咏廿四气诗·小暑六月节》

小暑是人体阳气最旺盛的时候，是养生保健极为重要的时机。精神调养方面，要注意控制情绪，保持平和的心情。特别是对于有心脑血管疾病的患者，应避免情绪波动过大导致意外发生。起居方面，小暑时节暑湿交蒸，应避免烈日下暴晒，防中暑，避免出汗后吹冷风，导致寒邪侵袭人体，注意室内外温差不宜过大。防病保健方面，小暑时节湿气重，过吃冷食、吹空调过久、睡地板等不良习惯都会使寒邪更容易进入人体内损伤正气，出现感受暑热而兼寒湿症状，此时可以内服藿香正气水类解暑利湿之品来缓解。

◎小暑食疗

小暑是消化道疾病多发季节，在饮食调养上要改变饮食不节、不洁、偏嗜等不良习惯。饮食以清淡为主，进食适量，避免过饥过饱。切忌进食生冷食物，多喝一些热粥养胃生津，益气消暑，如绿豆粥、荷叶粥、赤小豆粥等。

1．玉竹粥

原料：玉竹15~20克（鲜者30~60克），粳米50克，冰糖适量。

制作：先将玉竹去掉根须，洗干净后切碎，加水煎取浓汁后，去渣。后以药汁与粳米同入砂锅，再加水适量，用文火煮粥，待粥将熟时，加入冰糖稍煮片刻即可。

功效：滋阴润燥，生津止渴。

2．白术饼

原料：生白术250克，大枣250克，面粉500克。

制作：将白术研成细末，大枣蒸熟去核，捣茸成泥状。将白术粉末、枣泥、面粉加水适量，搅拌均匀做饼，烘烤作点心吃。

功效：健胃补脾，利水止汗。

3．炮姜白术粥

原料：炮姜6克，白术15克，糯米30克，花椒、大料少许。

制作：将上述各药用布包，先煮20分钟，放入糯米，煮至粥熟，去药包服食，每日1次。

功效：温中健脾。

4．蚕豆炖牛肉

原料：鲜蚕豆或水发蚕豆120克，瘦牛肉250克，食盐少许，味精、香油适量。

制作：牛肉切小块，先在锅内汆一下，捞出沥水，砂锅内放入适量的水，待水温时，牛肉入锅，炖至六成熟，将蚕豆入锅，开锅后改文火，放盐煨炖至肉、豆熟透，加味精、香油，出锅即可。

功效：健脾利湿，补虚强体。

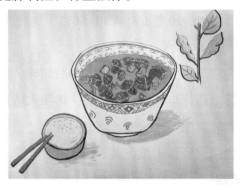

◎大暑养生

蕲竹能吟水底龙，玉人应在月明中。

何时为洗秋空热，散作霜天落叶风。

——【宋】黄庭坚《大暑水阁听晋卿家昭华吹笛》

大暑是一年中最热的节气，防暑降温是这个阶段的养生重点。精神调养方面，谨守静心养生的原则，保持心境清净，避免不良刺激，凡事以平常心对待，切忌大喜大怒，可以通过心理暗示和心理纳凉等方法调整情绪。起居方面，讲究夜卧早起，午间小睡，保证每天7~8个小时的睡眠。午后最热的时候要尽量减少外出，外出时要做好防晒措施，随身携带防暑药物。运动时选择清晨或傍晚进行，选择运动量较小的项目，避免过于疲劳和出汗过多，运动后要适量饮用温开水，等汗液干了之后再用温水洗澡，水温要高于体温1~2度。防病保健方面，最重要的是防暑，既要防阳暑也要防阴暑，伏天不可贪凉饮冷和贪凉露宿。对于一些冬季易发的慢性疾病，如慢性支气管炎、肺气肿、支气管哮喘、腹泻、风湿痹症等，大暑是全年温度最高、阳气最旺盛的节气，进行冬病夏治，能取到较好的效果。

大暑时值中伏前后，此时天气炎热、多雨，暑湿之气更容易乘虚而入。一些老人、儿童、体虚气弱者往往难以抵挡酷热暑湿，从而导致疰夏、中暑等疾病，可以采用各种方法来防暑降温，以防止中暑。适度运动，早晨可到室外进行一些健身活动，选择散步或气功为宜。

◎大暑食疗

本节气的饮食调养以暑天的气候特点为基础，天气酷热，出汗多，易耗气伤津，除了及时饮水以外，还应常吃一些益气养阴、清淡的食物以增强体质，如山药、大枣、鸡蛋、牛奶、豆浆、蜂蜜等。由于夏令气候炎热，易伤津耗气，因此可选用药粥滋补身体，如百合粥、菊花粥等。苦味食物可以清热祛暑，消疲醒脑，如苦瓜、苦菜、苦荞麦等。多吃清热解暑、健脾利湿的食物，如绿豆、荷叶、西瓜、莲子、冬瓜、扁豆、薏米等。大暑节气肠道疾病多发，多吃大蒜、洋葱、韭菜等杀菌蔬菜可以预防胃肠道疾病。

1．清拌茄子

原料：嫩茄子500克，蒜、米醋、白糖、香油、酱油、味精、精盐、花椒各适量。

制作：茄子洗净削皮切片放入碗内，撒上少许盐，凉水泡去茄褐色，捞出放蒸锅内蒸熟，取出晾凉；蒜捣末。将炒锅置于火上烧热，加入香油，下花椒炸出香味后，连油一同倒入小碗内，加入酱油、白糖、米醋、精盐、味精、蒜末，调成汁，浇在茄片上即成。

功效：清热通窍，消肿利尿，健脾和胃。

2．苦瓜菊花粥

原料：苦瓜100克，菊花50克，粳米60克，冰糖100克。

制作：将苦瓜洗净去瓤，切成小块备用。粳米洗净，菊花漂洗，二者同入锅中，倒入适量的清水，置于武火上煮，待水煮沸后，将苦瓜、冰糖放入锅中，改用文火继续煮至米开花时即可。

功效：清利暑热，止痢解毒。适用于中暑烦渴、痢疾等症。

3．荷叶粥

原料：新鲜荷叶50克，粳米200克，白糖适量。

制作：将荷叶洗净，剪掉蒂待用。将粳米加水煮粥，荷叶盖于粳米上，粥熬好后，揭去荷叶，在粥内加入适量白糖即可食用。

功效：祛暑清热，中和养胃。

秋季养生：阳气渐收，养阴防燥

秋天，指农历七月至九月，从立秋之日起，到立冬之日止的季节。其间包括立秋、处暑、白露、秋分、寒露、霜降六个节气，并以中秋（农历八月十五）作为气候转化的分界。秋冬养收气、养藏气，是为来年阳气生发打基础的秋季养生之道。秋季保健有以下三个注意事项。

1."秋燥"来了，养阴防燥

秋季阳气渐收，阴气生长，故保养体内阴气成为这个季节的首要任务，而养阴的关键在于防燥。秋季干燥的气候极易伤损肺阴，从而产生口干咽燥、干咳少痰、皮肤干燥、便秘等症状，饮食调养应遵循"养阴防燥"的原则，宜吃清热生津、养阴润肺、滋润多汁的食物。

2.适当"冻一冻"，强健体魄

秋天昼夜温差变化较大，要注意及时增减衣服。秋季特别提倡"秋冻"。所谓"秋冻"，通俗地说就是"秋不忙添衣"，有意识地让机体"冻一冻"。这样顺应了秋天阴精内蓄、阴气内守的养生需要。"秋冻"要因人、因天变化而异，加减衣物以稍做活动而不出汗为宜。秋季气候变化大，早秋热湿，中秋前后燥，晚秋又以凉寒为主，衣物的增减要及时、适时。

3.运动，还是运动

秋高气爽的时节是开展各种运动锻炼的好时期。此时，机体活动随气候变化而处于"收"的状态，阴精阳气也处在收敛内养阶段，所以秋季运动项目不宜太剧烈。我国自古就有"重阳登高"的传统，登高可增强体质，提高肌肉的耐受力和神经系统的灵敏性，还有助于防病治病。秋季最适宜开展冷水浴锻炼，可以提高身体对寒冷的快速适应力，不易患因着凉引起的疾病，但是冷水浴也要因人因时而行。

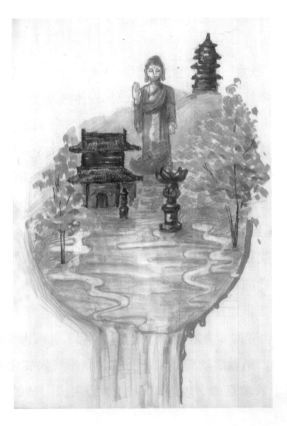

秋季节气的养生与食疗

◎立秋养生

兹晨戒流火，商飙早已惊。

云天收夏色，木叶动秋声。

——【唐】刘言史《立秋》

　　立秋是秋天的第一个节气，意味着秋天的开始。精神调养方面，立秋以后，天气渐凉，气候干燥，容易出现秋燥。初秋常有被称为"秋老虎"的炎热天气，人们容易心情烦躁，还容易感到悲忧善感，要注意排解不良情绪，同时收敛神气，适应秋天的收敛之气。起居方面，白昼逐渐缩短，相应地要开始早睡早起，多呼吸新鲜空气，以排出体内的有害物质。早晚温差增大，夜间少用空调，防止晚间受凉，早晚多开窗通风，保持室内空气新鲜。衣着勤洗勤换，保持干燥。运动方面，不要太剧烈，可以适度慢跑，促进血液循环，增强体质。

　　防病保健方面，立秋以后，肺功能开始处于旺盛时期，要加强调养，使肺气不要过偏，肺盛还容易影响到肝功能，精神方面容易出现情绪低落的表现，生理方面容易引起气血失调方面的疾病，像内分泌紊乱、心慌、失眠等病症，可通过养阴、柔肝、疏解等方法调理。

◎立秋食疗

立秋后燥气上升，天气仍炎热，易伤津液，饮食原则以祛暑清热、滋阴润肺的食物为主。可适当食用芝麻、粳米、蜂蜜、枇杷、菠萝、乳品等柔润食物，以益胃生津。

1．醋椒鱼

原料：黄鱼1条，香菜、葱、姜、胡椒粉、黄酒、麻油、味精、鲜汤、白醋、盐、植物油各适量。

制作：黄鱼洗净后改成花刀纹备用，葱、姜洗净切丝。油锅烧热，鱼下锅煎至两面见黄，捞出淋干油。锅内放少量油，热后，将胡椒粉、姜丝入锅略加煸炒，随即加入鲜汤、酒、盐、鱼，烧至鱼熟，捞起放入深盘内，撒上葱丝、香菜。锅内汤汁烧开加入白醋、味精、麻油，搅匀倒入鱼盘内即可。

功效：健脾开胃，填精益气。

2．生地粥

原料：新鲜生地150克，粳米50克，冰糖适量。

制作：先将生地洗干净，用纱布包好捣烂挤汁备用。将粳米入砂锅，加水500毫升，以文火煮粥，待粥将熟时，调入生地黄汁，加入冰糖，搅匀稍煮片刻即可。

功效：养阴生津，清热凉血。

3．百合粥

原料：百合30克，糯米50克，冰糖适量。

制作：先将百合剥皮去须，洗干净后切碎，与糯米同入砂锅，加水400毫升左右，以文火熬煮至米烂汤稠，待粥将熟时，加入冰糖搅匀，稍煮片刻即可。

功效：润肺止咳，养心安神。

◎处暑养生

离离暑云散，袅袅凉风起。

池上秋又来，荷花半成子。

朱颜易销歇，白日无穷已。

人寿不如山，年光忽于水。

青芜与红蓼，岁岁秋相似。

去岁此悲秋，今秋复来此。

——【唐】白居易《早秋曲江感怀》

处暑正处在由热转凉的交替时期，自然界的阳气由疏泄趋向收敛，人体内阴阳之气的盛衰也随之转换，此时起居作息也要相应地调整。进入秋季养生，首先要调整的就是睡眠时间。秋季养生之所以强调保证睡眠时间，是因为睡眠有很好的养生作用，特别是老年人睡子午觉可降低心脑血管病的发病率。精神调养方面，处暑时节重点防秋燥。情绪要慢慢收敛，凡事不躁进亢奋，也不畏缩郁结，维持心性平稳，注意身心气息的调整，才能保生机元气。起居方面，要注意尽量晚十点前入睡，适当午睡有利于化解困顿情绪。睡觉时关好门窗，腹部注意保暖，防腹部受凉。衣着方面，不宜骤加衣服，夜里外出要增加衣服，保护阳气。运动不要太剧烈，多进行室外运动。秋季人体精气开始封藏，进食补品容易吸收藏纳，有助于增强身体素质。防病保健方面，容易出现秋乏伴秋燥，气温昼夜温差大，容易引发呼吸道感染、肠胃炎等疾病。除了饮食起居调剂周到以外，还要保证充足的睡眠时间。

◎处暑食疗

处暑宜食清热安神之品，如银耳、百合、莲子、蜂蜜、黄鱼、干贝、海带、海蜇、芹菜、菠菜、糯米、芝麻、豆类及奶类。少吃花椒、辣椒等辛热食物，不宜吃烧烤食品以免加重秋燥，不宜多食冷饮以保护脾胃消化功能。

1. 沙参粥

原料：沙参15~30克，粳米50克，冰糖适量。

制作：先将沙参捣碎，加水煎取药汁后去渣，然后将药汁与粳米同入砂锅，再加水适量，以文火煮粥，待粥将熟时，加入冰糖稍煮片刻即可。

功效：滋阴清热，润肺养胃，祛痰止咳。

2. 石斛粥

原料：鲜石斛30克，粳米50克，冰糖适量。

制作：先将石斛加水200毫升，文火久煎取汁约100毫升，再将药汁与粳米同入砂锅，加水400毫升左右，煮成稀粥，放入冰糖搅匀。

功效：益胃生津，养阴清热。

3．芝麻菠菜

原料：鲜菠菜500克，熟芝麻15克，盐、香油、味精各适量。

制作：菠菜去根洗净，在开水锅中滚烫一下，捞出浸入凉水中，凉后捞出沥干水分，切成段，放入盘内，分别加入盐、味精、香油，搅拌均匀，再将芝麻撒在菠菜上即可。

功效：补肝益肾，开胸润燥。

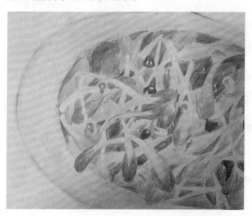

◎白露养生

> 白露团甘子，清晨散马蹄。
>
> 圃开连石树，船渡入江溪。
>
> 凭几看鱼乐，回鞭急鸟栖。
>
> 渐知秋实美，幽径恐多蹊。
>
> ——【唐】杜甫《白露》

白露时节，早晚的气温低，正午时的天气仍很热，是秋天日温差最大的时候。俗语说："白露一露身，病魔就上身。"便是告诫人们白露时节天气转凉，不宜袒露躯体，以免寒气侵蚀，尤其是早晚要多添些衣物。精神调养方面，秋季花草树木开始凋谢，易于悲伤，白露过后，勿使情绪波动过大，要保持愉快的心情，以免心情抑郁影响肺气。起居方面，要注意早晚添加衣被，不能袒胸露背，睡卧不可贪凉。运动方面，加强锻炼身体，避免出汗过多。防病保健方面，要注意脚的保暖，注意补养肾气，坚持泡脚，常搓揉耳朵。白露时节，支气管哮喘病发病率很高，要做好预防工作。根据自己的体质适当选择合适的体育运动项目。例如每天坚持慢跑、打太极拳、练气功等。

◎白露食疗

白露要避免鼻腔疾病、哮喘和支气管病的发生。特别是对于那些因体质过敏而引发上述疾病者，在饮食调节上更要慎重。宜食用清淡、易消化且富含维生素的食物。因过敏引发疾病的人群，平时应少吃或不吃鱼虾海鲜，生冷炙烩腌菜，辛酸辣咸、甘肥的食物，如带鱼、螃蟹、虾类、韭菜花等。

1. 柚子鸡

原料：柚子（越冬最佳）1个，公鸡1只，精盐适量。

制作：公鸡去毛、内脏洗净，柚子去皮留肉。将柚子放入鸡腹内，再放入气锅中，上锅蒸熟，出锅时加入精盐调味即可。

功效：补肺益气，化痰止咳。

2．沙参枸杞粥

原料：沙参15~30克，枸杞子15~20克，玫瑰花3~5克，粳米100克，冰糖适量。

制作：先将沙参煎汁去渣，以药汁与枸杞子、粳米同入砂锅，再加水适量，用文火煮，待粥将熟，加入玫瑰花、冰糖，搅匀稍煮片刻即可。

功效：滋阴润燥，养血明目。

3．芝麻粥

原料：黑芝麻粉20~30克，粳米50克，白砂糖适量。

制作：粳米洗净与黑芝麻入锅同煮，武火煮沸后改文火煮成粥，加入白砂糖，搅匀稍煮片刻即可。

功效：补益肝肾，滋养五脏。

◎秋分养生

金气秋分，风清露冷秋期半。凉蟾光满。桂子飘香远。

素练宽衣，仙仗明飞观。霓裳乱。银桥人散。吹彻昭华管。

——【宋】谢逸《点绛唇》其二

秋分时节已经真正进入秋季，作为昼夜时间相等的节气，人们在养生中也应本着阴阳平衡的规律，使机体保持"阴平阳秘"的原则。精神调养方面，最主要的是培养乐观情绪，保持神志安宁，避肃杀之气，收敛神气，适应秋天平容之气。我国民间九九重阳登高观景的习俗，可使人心旷神怡，这是养生中的养收之法，也是调节精神的一剂良方。起居方面，应早睡早起，早睡顺应阴精的收藏，以养精气，早起则顺应阳气的舒长，使肺气得以舒展。衣着方面，防寒保暖，根据天气变化及时增减衣物。运动方面，宜选择轻松平缓、活动量不大的项目。运动时以周身温热、尚未出汗为佳，汗出即可停止，切勿大汗淋漓。防病保健方面，注意胃肠道的保暖，适时增添衣物，夜晚盖好被子。这时燥邪、寒邪、风邪也渐渐增多，人体毛孔收缩，免疫力下降，感冒、咳嗽、腰酸背痛、过敏性鼻炎等虚寒病症也会随之多发。

◎秋分食疗

秋分的饮食应以养阴清热、养阴润燥为主，宜多食新鲜的蔬菜和水果，如菜心、西红柿、雪梨、银耳、香蕉等，还可多吃些辛酸味道、甘润或具有降肺气功效的果蔬，特别是白萝卜、胡萝卜。勿过食辛辣燥热的食品，如胡椒、辣椒、油炸食品等。佐餐的汤品尤为重要。

1. 豆瓣菜蜜枣生鱼汤

原料：豆瓣菜750克，蜜枣5颗，生鱼500~600克，猪肉120克，生姜3~4片。

制作：生鱼去鳞、肠肚，洗净，沥干水，生油起锅，稍煎铲起，和猪肉、豆瓣菜一起放入瓦煲内，加入清水1200毫升，武火煮沸，改为文火煲3个小时，调入适量生油和盐即成。

功效：清热润燥，滋润肺胃。能辅助治疗咽干口燥、肺燥干咳、痰少或痰中带血丝、肠燥便秘等。

2．甘蔗粥

原料：甘蔗汁800毫升，高粱米200克。

制作：甘蔗洗净榨汁，高粱米淘洗干净，将甘蔗汁与高粱米放入锅中，再加入适量的清水，煮成薄粥即可。

功效：补脾消食，清热生津。

3．白果萝卜粥

原料：白果6粒，白萝卜100克，粳米100克，白糖50克。

制作：白萝卜洗净后切块，与白果、粳米同煮，待米开花时加白糖即可。

功效：固肾补肺，止咳平喘。

◎寒露养生

袅袅凉风动，凄凄寒露零。

兰衰花始白，荷破叶犹青。

独立栖沙鹤，双飞照水萤。

若为寥落境，仍值酒初醒。

——【唐】白居易《池上》

寒露后，雨水渐少，天气干燥，昼热夜凉。养生最重要的是要防"凉燥"。精神调养方面，要保持心情舒畅，以消秋愁，学习工作之余应适当参加文体活动，以保持乐观情绪。起居方面，应早睡早起，保证睡眠充足，劳逸结合，特别需要注意足部保暖。衣着方面，寒露过后，天气寒冷，要注意防寒保暖，逐渐增添衣物。换季时节，衣服别换得太快，最好厚薄搭配，以保暖为主。运动方面，可以结合自身身体状况选择适当的运动方式及运动量。室内应保持一定的湿度，注意补充水分。防病保健方面，秋天气温逐渐下降，如果防护不当就会引发胃肠道疾病或使原有的胃病加重。

◎寒露食疗

寒露的饮食调养应以滋阴润燥为宜。此时应多食用芝麻、糯米、粳米、蜂蜜、乳制品等柔润食物，同时增加鸡、鸭、牛肉、猪肝、鱼、虾、大枣、山药以增强体质；早餐应吃温食，最好喝热粥；少食辛辣之品，如辣椒、生姜、葱、蒜类，因过食辛辣宜伤人阴精。

1. 雪梨百合熘鸡片

原料：百合2颗，梨1只，鸡胸脯1块，葱2根，姜5片，花椒16粒，盐2小匙，黄酒1大匙，淀粉1大匙。

制作：鸡胸脯切片，加少许盐、淀粉和黄酒抓匀，置15分钟。百合分瓣剥片，洗净后焯热水，沥干待用。梨去皮切菱形块。热油爆香葱、姜片，滑炒鸡脯肉，肉色变白即起锅。另起油锅放入花椒，花椒变色后滤出，下百合和梨片煸炒2~3分钟，将鸡肉放入同炒，调入少许盐后，淋少许水淀粉，勾薄芡后即可起锅。

功效：润肺止咳，清心安神，补中益气。

2．百枣莲子银杏粥

原料：百合30克，大枣20枚，莲子20克，银杏15粒，粳米100克，冰糖适量。

制作：莲子先煮片刻，再放入百合、大枣、银杏、粳米，煮沸后改用文火，至粥稠时加入冰糖稍炖即成。

功效：养阴润肺，健脾和胃。

3．胡桃粥

原料：胡桃肉30~50克，粳米50克。

制作：先以粳米加水450毫升，用文火煮粥，待粥将熟时。将胡桃肉捣烂，加入粥中，搅匀稍煮片刻即可。

功效：温肾固精，润肠纳气。

◎霜降养生

霜降今年已薄霜，菊花开亦及重阳。

四时气正无愆伏，比屋年丰有盖藏。

风色萧萧生麦陇，车声碌碌满鱼塘。

老夫亦与人同乐，醉倒何妨卧道傍。

——【宋】陆游《季秋已寒节令颇正喜而有赋》

霜降代表天气寒冷，初霜出现，是秋天的最后一个节气，也意味着冬天即将开始。精神调养方面，霜降过后，大自然呈现一片萧条之象，人们会变得忧思，极易诱发抑郁症等心理疾病。要保持良好的心态，因势利导，宣泄积郁之情，培养乐观豁达之心。起居方面，晨起宜比前略晚以避霜冷寒气。衣着方面，应适时增加衣物，注意保暖。运动方面，运动量可以适当加大一些，可选择登高、踢球等运动，选择在太阳出来或比较暖和的时候进行锻炼，不宜过度劳累，更不可大汗淋漓，使阳气外泄，伤耗阴津，削弱机体的抵抗力。防病保健方面，天气逐渐变冷，身体局部保暖不当或人体为适应寒冷而增加新陈代谢等原因，使得慢性胃病、"老寒腿"等疾病的发病率随之上升。尤其是有消化道溃疡病史的人，要特别注意自我保养，一定要坚持在医生的指导下治疗，避免服用对胃肠黏膜刺激性大的食物和药物。搓揉迎香穴（鼻翼两侧），练练呬（"嘶"音）字功（见第七章"六字诀"）等，都有助于预防呼吸道疾病。

◎霜降食疗

秋末时节，是呼吸道疾病的高发期，应多吃有生津润燥、宣肺止咳作用的梨、苹果、橄榄、白果、洋葱、芥菜、萝卜等食物。这个时节适合平补，少吃寒凉、冷硬的食物，忌强刺激、暴饮暴食，还要注意胃的保暖。

1. 归参山药拌猪腰

原料：当归10克，党参10克，山药10克，猪腰500克，酱油、姜丝、蒜末、香油、醋各适量。

制作：将猪腰洗净放入锅内煮开，将当归、党参、山药装入纱布内放入锅中，再加水，清炖至猪腰熟，捞出切片装盘，用酱油、醋、姜末、香油拌匀即成。

功效：滋补肾阴，补血益气。

2. 红薯粥

原料：新鲜红薯250克，粳米200克，白砂糖适量。

制作：将红薯洗干净，连皮切成小块，加水与粳米同煮稀粥，以薯烂米花粥糊为度，待粥将成时，加入白糖，再煮2~3分钟即可。

功效：健脾养胃，益气通乳。

3. 白果萝卜粥

原料：白果6粒，白萝卜100克，糯米100克，白糖50克。

制作：白萝卜洗净切丝，放入热水焯熟备用。先将白果洗净与糯米同煮，待米开花时倒入白糖文火再煮10分钟，拌入萝卜丝即可出锅食用。

功效：固肾补肺，止咳平喘。

冬季养生：万物闭藏，防寒温养

冬天，指农历十月至十二月，从立冬开始到大寒为止的季节。其间包括立冬、小雪、大雪、冬至、小寒、大寒六个节气。从自然界万物生长规律来看，冬季是万物闭藏的季节，自然界阴盛阳衰，各物都潜藏阳气，以待来春。冬季之风为北风，其性寒。"寒"是冬季气候的主要特点。因此，冬季保健就显得更为重要。冬季保健要注意以下两点。

1．吃些温补的食物

在冬季，宜选用温补的食物进行调养，可以温养全身组织，增强体质，提高人体防寒的能力。少食生冷及寒性的食物，以免伤及阳气。除加强饮食调补外，还可适当施以药补，如选用黄芪、党参、枸杞等。但须注意不要乱补，最好在有经验的医生的指导下，根据不同体质用膏滋调养。

2．冬天也要动一动

按照"冬藏"理论，冬季要少运动，尤其是患心脑血管疾病者。但冬季也可进行适度的运动锻炼，这非常有益于身体健康。一些户外健体运动，能够促使心脏跳动加快，呼吸加深，体内新陈代谢加强，使体温调节中枢的能力明显提高，人的抗寒能力就可明显增强，从而大大提高人体对疾病的抵抗力，有助于预防感冒、气管炎、贫血和肺炎等疾病。但户外活动要适度，选择合适的场地，同时要避免着凉。

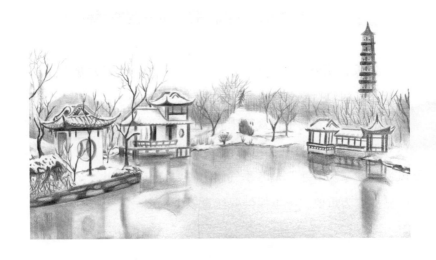

冬季节气的养生与食疗

◎立冬养生

> 细雨生寒未有霜，庭前木叶半青黄。
>
> 小春此去无多日，何处梅花一绽香。
>
> ——【元】仇远《立冬即事二首》其一

立冬养生应顺应自然界闭藏的规律，以敛阴护阳为根本。在精神调养上要做到"使志若伏若匿，若有私意，若已有得"，力求其静，控制情志活动，保持精神情绪的安宁，含而不露，避免烦扰，使体内阳气得以潜藏。起居方面，强调"无扰乎阳，早卧晚起，必待日光"。也就是说，在寒冷的冬季，不要因扰动阳气而破坏人体阴阳转换的生理机能。"冬时天地气闭，血气伏藏，人不作过劳汗出，发泄阳气"，因此，早睡晚起，日出而作，保证充足的睡眠，有利于阳气潜藏，阴精蓄积。衣着不要过少过薄，室温过低容易感冒。防病保健方面，流感是立冬之后的易患疾病，而且易传染，要防范流感病毒。冬天是关节炎多发的季节，注意保暖，尤其是患病部位，可以加一些护膝之类的防护用品。

◎立冬食疗

立冬是进补的最佳时期，饮食调养要遵循"秋冬养阴""虚者补之，寒者温之"的古训，随四时气候的变化而调节，食用一些滋阴潜阳、热量较高的膳食，同时要多吃新鲜蔬果以避免维生素的缺乏。

1.黑芝麻粥

原料：黑芝麻25克，粳米50克。

制作：黑芝麻炒熟研末备用，粳米洗净与黑芝麻入锅同煮，武火煮沸后，改用文火煮至成粥。

功效：补益肝肾，滋养五脏。更适于中老年体质虚弱者选用，并有预防早衰之功效。

2.参杞粥

原料：人参3~5克（或党参15~20克），枸杞子15克，大枣5~10颗，粳米100克，红糖适量。

制作：将人参切碎，枸杞子、大枣洗干净，与粳米同入砂锅，加水适量，以文火煮粥，待粥将熟时，加入红糖，搅匀稍煮片刻即可。

功效：补血益气，养肝健脾，明目，止泻。

3.虫草蒸老鸭

原料：冬虫夏草5枚，老雄鸭1只，黄酒、生姜、葱白、食盐各适量。

制作：老鸭去毛、内脏，冲洗干净，放入锅中煮至水中起沫时捞出。将鸭头顺颈劈开，放入冬虫夏草，用线扎好，放入大钵中，加黄酒、生姜、葱白、食盐、清水适量。再将大钵放入锅中，隔水蒸约2小时，至鸭熟即可。

功效：补虚益精，滋阴助阳。

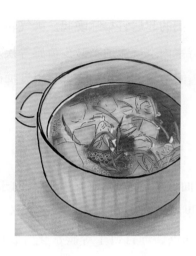

◎小雪养生

晨起千林腊雪新，数枝云梦泽南春。

一尘不染香到骨，姑射仙人风露身。

——【宋】张耒《腊初小雪后圃梅开二首》其二

　　小雪时节天气时常阴冷晦暗，要做好御寒保暖。精神调养方面，阴冷晦暗的天气易引发抑郁症，所以应调整心态，保持乐观，节喜制怒，经常参加一些户外活动以增强体质，多晒太阳，多听音乐。清代医家吴尚说："七情之病，看花解闷，听曲消愁，有胜于服药者也。"《黄帝内经·素问·上古天真论》中说："虚邪贼风，避之有时；恬惔虚无，真气从之，精神内守，病安从来？"古人从内外两个方面说明，对外，要顺应自然界变化，避免邪气的侵袭；对内，要谨守虚无，心神宁静。起居方面，小雪之后，自然界气温不断下降，尤其早晚温差显著增大，人们的起居宜早睡晚起。天气转冷，需做好防寒保暖，同时保持室内空气流通，减少流感等疾病的发生。防病保健方面，小雪时节，天已积阴，容易引发抑郁症。

◎小雪食疗

在饮食方面，有选择性地吃一些有助于调节心情的食物，适宜的水果蔬菜有香蕉、芹菜、香菇等。适度增加全麦面包、稀粥、糕点、苏打饼干等碳水化合物的摄入，有助于御寒。

1．玫瑰烤羊心

原料：羊心1个，藏红花6克，鲜玫瑰花50克（或无糖玫瑰酱15克），食盐适量。

制作：羊心切片备用。鲜玫瑰花捣烂取汁，放入小砂锅内，加适量清水与藏红花同煮，煮沸后，改文火继续煮15分钟浓缩取汁备用。切片的羊心串成串，蘸上玫瑰、红花汁，在火上反复翻烤至羊心熟透即可食用。

功效：补心解郁。

2．鸡汁粥

原料：母鸡1只（1500~2000克），粳米100克，食盐适量。

制作：先将母鸡宰杀剖洗干净，切成小块，熬取浓汁，后以原汁鸡汤分次与粳米同入砂锅，先以武火煮沸，再改用文火煮粥，待粥将熟时，加入食盐，搅匀稍煮片刻即可。

功效：补气益血，强身壮体。

3. 山药桂圆粥

原料：淮山药50克，桂圆肉15克，荔枝肉15~20克，五味子3~5克，粳米30~50克，白砂糖适量。

制作：先将五味子煎水，去渣取药汁与淮山药、桂圆肉、荔枝肉、粳米同入砂锅，再加水适量，以文火煮粥，待粥将熟时，加入白糖，搅匀稍煮片刻即可。

功效：滋补心肾，安神固涩。

◎大雪养生

坐看深来尺许强，偏于薄暮发寒光。

半空舞倦居然懒，一点风来特地忙。

落尽琼花天不惜，封它梅蕊玉无香。

倩谁细搋成汤饼，换却人间烟火肠。

——【宋】杨万里《观雪二首》其二

俗话说"风后暖，雪后寒"，伴随着大雪节气而来的是温度下降。精神调养方面，我们要保护好阳气不外泄，要"以静制躁"。老子在《道德经》中认为，"静为躁君"，主张"清静无为"，"水静犹明，而况精神"。陶弘景说"静者寿，躁者夭"，"静而不能养，减寿；躁而能养，延年"。在快节奏、高压力的当代社会，要学会"以静制躁"的养生方法，就必须在日常生活中进行多方面自我调节，做到心平气和，头空、心静、身稳，才能够具备很强的控制力，少受外界的干扰，保持平静的心态和健康的体魄。起居方面，大雪时节，万物潜藏，养生也要顺应自然规律，在"藏"字上下功夫。起居调养宜早睡早起，并要收敛神气。从预防的角度看，老年人应减少户外活动，数九严寒脚部的保暖尤应加强。防病保健方面，大雪天气温变化较大，较易诱发呼吸系统疾病和心脑血管疾病。冬季空气干燥，易致口角干裂、嘴唇发干，对五官的保养也不容忽视。冬季应注意预防感冒、鼻炎、冻疮及青光眼。

◎大雪食疗

中医养生认为，大雪时已到了"冬令进补"的大好时节。为了预防和减轻冷感，可以多吃羊肉、牛肉、狗肉、鸡肉、鹌鹑、大蒜、辣椒、生姜、香菜、洋葱、淮山药、桂圆、栗子及杏脯等性属温热的食物。

1．猪肾黑豆汤

原料：猪腰1对，黑豆100克，茴香5克，生姜10克，味精、精盐各适量。

制作：将猪腰剖开，除去内层白色筋膜，清洗干净，切成小块；生姜洗净切片。将猪腰与黑豆、茴香、姜片同入砂锅，加水适量，先用武火烧开，后改文火煎煮，待其熟烂后，加入少许精盐、味精调味即成。

功效：补肾强腰，祛风除湿。

2．增液粥

原料：生地黄60克，麦门冬20克，蜂蜜30克，粳米100克。

制作：将生地黄、麦门冬洗干净，分别煎取药汁。先将麦门冬药汁与粳米同入砂锅，加水适量，文火煮粥，待煮沸后加入生地黄药汁，粥将熟时，调入蜂蜜，稍煮片刻即成。

功效：滋阴，增液，润燥。

3．萝卜鲜藕粥

原料：生萝卜50克，鲜藕50克，大米100克。

制作：萝卜洗净，切小块，与藕、大米加水同煮为粥即可。

功效：清热泻火，生津止渴，治疗心火上炎之口疮。

◎冬至养生

> 寒谷春生，熏叶气、玉筒吹谷。新阳后、便占新岁，吉云清穆。休把心情关药裹，但逢节序添诗轴。笑强颜、风物岂非痴，终非俗。
>
> 清昼永，佳眠熟。门外事，何时足。且团栾同社，笑歌相属。著意调停云露酿，从头检举梅花曲。纵不能、将醉作生涯，休拘束。
>
> ——【宋】范成大《满江红·冬至》

冬至时分，生命活动开始由盛转衰、由动转静。精神调养方面，主要应注意精神畅达乐观，不为琐事劳神，不要强求名利、患得患失；注意合理用脑，有意识地发展心智，培养良好的性格；时刻保持快乐的心态；心态平和，精神振奋，增添生活乐趣。避免过度劳累、积劳成疾。起居方面，根据自身的情况，调整生活节律，建立合理的生活秩序；利用各种机会进行适当运动，有句谚语"冬天动一动，少闹一场病；冬天懒一懒，多喝药一碗"，说明了冬季锻炼的重要性。防病保健方面，冬季气候干燥，常使人的嘴唇及嘴角皮质黏膜干裂，在这种情况下细菌易乘虚而入，引起感染发炎和口角糜烂等疾病。此节气下雪已非常常见，但下雪后，有些人外出时眼睛常觉不舒服，如怕光、流泪，甚至出现短暂性视物不清，这些都是雪盲症的表现。

◎冬至食疗

冬至饮食调养法则是食宜多样，谷、果、肉、蔬合理搭配，适当选用高钙食品。食宜清淡，多吃温热熟软的食品，应"三多三少"，即蛋白质多、维生素多、纤维素多，少糖、少盐、少脂肪。

1. 羊肉炖白萝卜

原料：白萝卜500克，羊肉250克，姜、料酒、食盐适量。

制作：白萝卜、羊肉洗净切块，锅内放入适量清水将羊肉

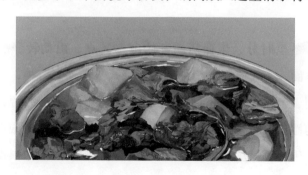

入锅，开锅后5~6分钟捞出羊肉，水倒掉，重新换水烧开后放入羊肉、姜、料酒、盐，炖至六成熟，将白萝卜入锅至熟。

功效：益气补虚，温中暖下。对腰膝酸软、困倦乏力、肾虚阳痿、脾胃虚寒者更为适宜。

2．猪肾粥

原料：猪腰2枚，粳米50克，细葱3根，生姜3片，食盐适量。

制作：先将猪腰剖开，洗干净后切成细丁，与粳米同入砂锅，加水适量，以文火煮。把生姜、细葱切碎，待粥将熟时，加入葱、姜、食盐，搅匀稍煮片刻即可。

功效：补肾，强腰，固涩。

3．胡萝卜炒猪肝

原料：胡萝卜250克，鲜猪肝250克，生姜、味精、精盐、菜油适量。

制作：将胡萝卜、姜、猪肝分别洗干净，胡萝卜、姜切丝（或片），猪肝切片。将砂锅置武火上，下菜油烧热，先放胡萝卜、姜丝炒至将熟时，再下猪肝片，翻炒至刚熟时，调入味精、精盐即成。

功效：补血，明目，养肝。

◎小寒养生

晴后气殊浊，黄昏月尚明。忽吹微雨过，便觉小寒生。

树杪雀初定，草根虫已鸣。呼童取半臂，吾欲傍阶行。

——【宋】陆游《微雨》

小寒正处于三九天，是一年中天气最冷的时候。精神调养放慢，天气寒冷的时候人的情绪也容易低落。此时，我们不但要为身体驱寒保暖，更要对心理健康倍加呵护，使心情保持舒畅、欢愉。起居方面，俗话说"冬练三九"，此时正是人们加强身体锻炼、提高身体素质的大好时节。但此时的身体锻炼也要讲究方式和方法。冬日锻炼前，一定要做好充分的准备活动，可采用慢跑、擦面、浴鼻及拍打全身肌肉等方法。防病保健方面，小寒养生要因人而异，应注意保暖，防止呼吸道疾病的发生。

◎小寒食疗

俗话说："三九补一冬，来年无病痛。"人们在经过春、夏、秋近一年的消耗后，脏腑的阴阳气血会有所偏衰，因人施膳的合理进补既可及时补充气血津液，抵御严寒侵袭，又能使来年少生病，达到事半功倍的养生效果。按照传统的中医理论，滋补通常可分为四类，即补气、补血、补阴、补阳。

1．龙眼鸡蛋汤

原料：龙眼肉50克，鸡蛋1~2个。

制作：先将龙眼肉洗干净，用清水煎煮，约15分钟后打入鸡蛋搅匀，蛋熟后饮汤食龙眼肉。

功效：养血调经。

2．山药羊肉汤

原料：羊肉500克，淮山药150克，胡椒6克，生姜、葱白、料酒、精盐各适量。

制作：将羊肉剔去筋膜，洗净后略划几刀，再入沸水锅内去血水；姜、葱洗净切碎，胡椒研粉备用。将淮山药用水润透后切成片，与羊肉共置锅内，加入清水适量，投入生姜、葱白、胡椒、料酒，先用武火烧开，后改文火炖至羊肉熟烂，捞出羊肉晾凉。将羊肉切成片，再放入原汤中，加入少许精盐调味即成。

功效：温补脾肾。

3．丝瓜西红柿粥

原料：丝瓜500克，西红柿3个，粳米100克，葱姜末、盐、味精适量。

制作：丝瓜洗净去皮，切小片，西红柿洗净切小块备用。粳米洗净放入锅内，倒入适量清水置火上煮沸，改文火煮至八成熟，放入丝瓜、葱姜末、盐煮至粥熟，放西红柿、味精稍炖即成。

功效：清热，化痰止咳，生津除烦。患有痤疮的人可长期食用。

◎大寒养生

老怀不与世情便，才说闲行兴翼然。

微湿易干沙软路，大寒却暖雪晴天。

未曾到寺香先妙，底用寻梅山自妍。

笑问松边人立石，汝知今日是何年。

——【宋】陈著《游慈云》

大寒时节养生，要着眼于"藏"。精神调养方面，人们在此期间要控制自己的精神活动，保持精神安静，把神藏于内而不要暴露于外，这样才有利于安度冬季。起居方面，尤其要注意保暖，早晚要少出门，避免感冒，早上应尽可能晚起，中午或下午可到户外活动1小时左右，外出时一定要加外套，最好戴上口罩、帽子、围巾等。同时要注意身边的湿度，早晚要多开窗通风，增加空气的湿度。防病保健方面，中医认为在这个季节，除了要注意精神调养、早睡晚起外，还应注意调养肾气。大寒节气天气寒冷，对于老年人来说，最需要预防的是心脑血管疾病、肺气肿、慢性支气管炎等慢性疾病。

◎大寒食疗

天气寒冷，人们在饮食方面应多摄入富含碳水化合物和脂肪的食物，如牛肉、羊肉、鸡肉等。此外，大寒期间是感冒等呼吸道传染性疾病的高发期，应适当通过食疗防御风寒邪气的侵扰。

1. 生姜羊肉汤

原料：当归30克，生姜30克，羊肉500克。

制作：当归、生姜清水洗净顺切大片备用；羊肉剔去筋膜，洗净切块，入沸水锅内焯去血水，捞出晾凉备用。砂锅内放入适量清水，将羊肉下入锅内，再下当归和姜片，在武火上烧沸后，打去浮沫，改用文火炖1.5小时至羊肉熟烂为止。取出当归、姜片，喝汤食肉。

功效：温中，补血，散寒。

2．糖醋萝卜丝

原料：萝卜250克，姜、糖、醋、盐、味精、植物油适量。

制作：萝卜洗净切丝，生姜切丝备用。炒锅烧热放油（热锅凉油），随即下姜丝，煸炒出香味后倒入萝卜丝，煸炒2分钟后放醋、糖，继续煸炒至八成熟，加盐，至菜熟后入味精调味，盛盘即可。

功效：下气补中，利胸膈，调肠胃，安五脏。

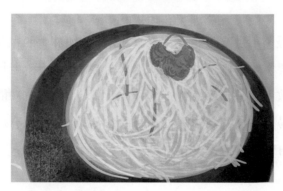

3．牛奶粥

原料：牛奶250克，粳米100克。

制作：粳米淘洗干净，放入锅内倒入清水，武火煮沸后，改用文火煮至六成熟，加入牛奶，继续煮至成粥。

功效：润肺通肠，补虚养血。

第五章　特定人群与养生

"最美不过夕阳红"——老年人群

　　"最美不过夕阳红"，老年人群是健康养生的主要目标人群和主要实践群体。我国目前已步入老龄化社会，老年人口在人口总数中的占比逐年增加。因为老年人身体器官功能下降，所以容易得各种各样的疾病，我们不仅要让老年人有病时能得到及时有效的诊治，更要让老年人不得病、少得病。

◎生活起居是基础

　　老年人不比年轻人，身子骨脆弱，意外摔伤、烫伤都会造成不可预知的后果，生活中要尤其注意防范外伤；预防劳损，比如避免"五劳"：久视伤血、久卧伤气、久坐伤肉、久立伤骨、久行伤筋；避免"七伤"：大饱伤脾，大怒气逆伤肝，强力重举、久坐湿地伤肾，形寒饮冷伤肺，形劳意损伤神，风雨寒暑伤形，恐惧不节伤志。老年人的生活环境要"稳"一点儿，尤其是时差、温差、季节差不要变化太大或太快。

　　睡眠好的老年人，不要贪睡；睡得不好的，尤其是失眠者，更不要晚上养觉、早上补觉。最重要的是早起适度运动养阳气，白天阳气升发活跃，夜晚自然阳入于阴而阴静眠安。

◎想得开，心态好

　　老年人做事要根据身体和精力情况量力而行，但要有一颗追求年轻的心，童心不泯，心态阳光，积极乐观，有爱好，有追求，不计较，不嗔怪。

◎健康从口入

　　平常饮食中少食高糖、高脂肪及油炸食物，多吃蔬菜、水果。大便秘结的老年人可食用坚果、白萝卜、蜂蜜等食物调

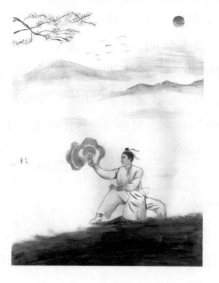

理。时令饮食，"春夏养阳，秋冬养阴"，如在春季多吃葱、姜、蒜等具备散寒、助阳功效的食物，少食寒性食物；夏季热性与寒性食物均可食，但是注意不能过量，避免寒湿滞留引发疾病；秋季饮食注重养肺阴、润肺燥，因此可进食一些时令蔬菜与水果；冬季不可多食烧烤类及火锅类食物。

"跨不过去的坎"——更年期人群

◎男女都会出现的更年期

更年期是从生育期到衰老期的一个过渡时期，在女性又叫"围绝经期"，指从卵巢功能开始减退到最后一次月经后一年的这段时期。没有特定的年龄范围，只是以什么时候出现症状来判断是否进入更年期，最早可出现在35岁左右，最晚出现在55岁左右，一般出现在45~48岁，到55岁左右基本结束，整个过程3~5年。根据个人体质不同，症状不一，出现时间及持续时间有着明显的区别。部分女性的症状在围绝经期以后可能会持续2~3年，有些症状会持续5~10年。更年期不是女性的专利，男性一样有更年期，只是出现得比较晚，症状相对女性而言较轻。

◎更年期生理特点

《黄帝内经·素问·上古天真论》中岐伯曰："七七，

任脉虚，太冲脉衰少，天癸竭，地道不通，故形坏而无子也……"女子七七（49岁）太冲脉少，阳明经弱，肾精亏虚，冲任失调。肾精不足，肝血亏虚，肝为心之母，血虚而不能濡心，就会心悸，不能养神就会失眠；肝主筋脉，肝血不足，筋脉失养，导致关节酸痛不适；肝自身失养也会导致气机不畅，若郁久就会发热，迫津外泄就会潮热多汗。因此更年期综合征和肝、脾、肾三脏密切相关。

◎更年期会出现的症状

皮肤问题：弹性差，皱纹增多，不耐晒。

潮热多汗：阵发性发作，一日多次。

缺钙：关节酸痛退变，牙齿变黄，牙龈萎缩，视力下降，甚则手指关节粗大变形，个子变矮，易骨折。

睡眠障碍：失眠烦躁难以入睡。

性格：喜多思多虑，心烦，悲喜无常或抑郁不言。

心脑血管病：失去雌激素的保护，动脉血管开始粥样硬化，冠心病、脑动脉的硬化痉挛增加，甚则脑梗、心梗的发生概率明显增加，记忆力较明显减退，老年痴呆症（阿尔茨海默症）发生的风险增高。

◎更年期常见的慢性病

更年期常常会发生骨质疏松症、失眠或睡眠障碍（48%）、记忆力下降、抑郁症、焦虑症（23.8%）等慢性病。血脂升高、高血压、冠心病、心脑血管粥样硬化、脑梗、心梗等心血管系统疾病的发生概率也会增高。此外，还会出现糖尿病、肥胖症等代谢障碍疾病。

◎更年期自我调养

1.定期到医院进行检查，经常用温水清洁外阴；

2.多参加体育运动，增强抵抗病毒和细菌的能力；

3.多吃含钙丰富、富含蛋白质和维生素的食物，比如绿叶蔬菜、豆类、肉类、奶制品、鱼类等，合理摄入营养，获取充足的蛋白质和维生素，少吃动物内脏；

4.戒烟戒酒，不喝含有咖啡因的食物，必要时可在医生的指导下服用钙剂及雌激素，防止骨质疏松及生殖器官的萎缩；

5.保持良好及健康的心态，通过阅读、健身等方式缓解焦虑抑郁情绪，多参加户外活动，呼吸新鲜空气；

6.禁忌辛辣刺激的食物。

◎更年期中医调养（中医优势病种）

更年期人群不应自行盲目使用激素。西医治疗更年期综合征采用激素替代疗法，虽然可以改善症状，具有明显的近、远期疗效，但是长期使用有可能诱发子宫内膜癌、卵巢癌等恶性肿瘤，并且会增加血栓性疾病的发生概率。

我们更提倡自我调节和在医生的指导下辨证施治、使用中医中药。

在中医调理方面，首先要调畅情志，放松心情，避免情绪刺激；饮食上禁忌高油重盐食品，多吃大豆类食物；要适当锻炼。

中药：肾阴虚可以口服六味地黄丸、坤宝丸；肾阳虚可以服用金匮肾气丸、右归丸；可适量炖服补益肝肾的枸杞等。

针灸或按摩取穴：肾阴虚可以取肾俞、太溪、中极、三阴交等穴位；肾阳虚可以取肾俞、命门、三阴交、脾俞等穴位。

穴位贴敷：关元、肾俞、肝俞、太冲、心俞、气海、中极、太溪、三阴交、足三里。

"就在身边的你我他"——慢性病人群

◎高血压人群的养生

现代医学认为高血压是一种生活方式病，而且这一观点也得到了医学界的广泛认同。比如长期熬夜、长期精神紧张、高盐饮食、肥胖、吸烟、嗜酒等都是引起高血压的重要原因。因此，改变不良的生活习惯和方式是预防和控制高血压的首要方法。

高血压患者不妨从以下几个方面进行自我保健。

1.自我认识引起高血压的原因，改变不良的生活方式，控制体重，戒烟戒酒；

2.正确服用降压药，将血压控制在合理范围之内；

3.坚持每天有氧运动半小时到一小时，如快走、游泳、慢跑、挥拍运动、太极拳等，提高心肺功能，促进血液循环；

4.注重生活起居，保证睡眠质量；

5.控制饮食，定时定量进餐，避免过饱过饥，营养比例合理，食物种类多样化，多吃低脂易消化的食物，不暴饮暴食；

6.少吃高脂肪、高胆固醇食物，如动物内脏、蛋黄、鱿鱼、骨头汤、鱼汤及鱼子等，多吃鱼肉、牛肉、豆制品、奶制品等优质蛋白质；

7.多吃含钾丰富的食物，如香蕉、苹果、柑橘类，同时增加钙的摄入；

8.少吃腌制品、油炸食品及甜品，少喝含糖量高的饮料，适量饮用绿茶；

9.保持良好心态，学会释放精神压力，颐养情志，戒急躁恼怒，如通过听舒缓的音乐、养花草、钓鱼、旅游、拍摄等方式怡养情操；

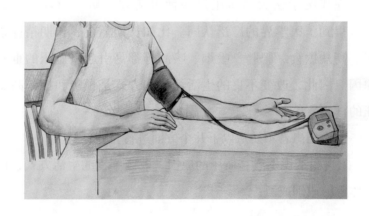

10.合理安排作息时间，不熬夜，不过劳；

11.定期体检，及时纠正不健康的行为方式。

◎高脂血症人群的养生

高脂血症属于中医学的"痰饮"等范畴。若脏腑功能失常，气血运行不畅，津液不化，痰浊内蕴，以致气滞血瘀、痹阻脉络，就会形成高脂血症。

大多数高脂血症患者并无任何症状或异常体征，常常是在进行血液生化检验时被发现。血脂异常的临床表现主要包括两方面：脂质在真皮内沉积所引起的黄色瘤，好发于眼睑周围；脂质在血管内皮沉积所引起的动脉粥样硬化，会产生冠心病和周围血管病等。

高脂血症患者的养生可采用以下几种方法。

1.饮食调节：饮食宜清淡，忌肥甘醇酒厚味，多食蔬菜、水果等富含纤维、维生素的食物，适当补充蛋白质，宜低糖、低脂、低盐；养成良好的饮食习惯，忌多食、暴饮暴食，忌食零食。

2.运动调节：根据自身健康状况和个人偏好，合理选择运动方式并循序渐进。适量运动，如散步、慢跑、打太极拳等，可舒经活血，促进脂质转化，减少高脂血症的发生。

3.生活方式调节：避免久坐，三餐规律，控制进食速度，避免暴饮暴食，减少在外就餐次数，减少高糖、高脂肪、高盐食物的摄入，足量饮水，不熬夜，适量运动。

4.中药调理：常用降脂、调脂作用的单味药。

①补益肝肾：何首乌、女贞子、枸杞子、灵芝、刺五加叶、桑寄生、沙苑子。

②健脾益气消食：人参、绞股蓝、陈皮、甘草、薤白、山楂。

③滋阴养血、活血化瘀：当归、牛膝、蒲黄、三七、川芎、银杏叶。

④祛湿化痰：半夏、海带、昆布、泽泻、月见草。

⑤清热通便：黄连、菊花、荷叶、葛根、大黄、决明子、虎杖。

◎糖尿病人群的养生

糖尿病是胰岛素分泌绝对或相对不足引起的代谢性疾病，中医称之为"消渴病"。随着现代生活方式的改变，我国糖尿病发病率呈逐年升高的趋势。吸烟、饮酒、缺乏锻炼、肥胖等都会造成胰岛素分泌紊乱，从而导致疾病的发生或导致血糖控制效果欠佳，生活质量下降。糖尿病如果调治失宜，可发生酮症酸中毒等急危重症；病程迁延日久，则可发生心、脑、肾、眼、足等多器官慢性并发症。

我国糖尿病患者以2型糖尿病为主，经济发达地区的糖尿病患病率明显高于经济不发达地区。各民族间的糖尿病患病率也存在较大差异，汉族成人患病率高达14.7%，藏族患病率最低，约为4.3%。肥胖和超重人群的糖尿病患病率显著增加，肥胖人群的患病率较正常人群高了2倍。由于中国人的内脏脂肪含量相对高，因此有的人尽管看上去不胖，但胰岛素抵抗却不轻。国人糖尿病患者餐后血糖增高的比例约为45%，高于欧洲的35%，而我们往往习惯只测空腹血糖，导致很多糖尿病患者容易被漏诊。同时，临床上发现，不少患者检查时血糖值偏高，但还达不到糖尿病的诊断标准，他们往往存在侥幸心理，其实这就是糖尿病的前期阶段，却容易被人们忽视。

糖尿病人群的养生方法如下。

1.情绪调节：长期血糖控制不佳会影响患者的情绪，从而更影响血糖控制，所以保持心情愉悦至关重要。糖尿病患者要学会倾诉，可以向医生、家人、朋友们倾诉苦恼，争取大家的关心和帮助。可以参加糖尿病知识讲座学习班，订阅糖尿病科普期刊，并多与病友们交流，了解相关知识，掌握与糖尿病斗争的方法。同时要遵守生活秩序，饮食起居按部就班，从稳定规律的生活中领会平和安定。培养积极的兴趣爱好，从兴趣爱好中获得满足和鼓励。

2.饮食调节：饮食、运动、药物、血糖监测和健康教育被称为糖尿病治疗的"五驾马车"，其中饮食调节居于首位。总原则是通过控制摄入的总热量，使体重接近和达到理想重量，并长期维持。目前，糖尿病饮食调养体系的主要内容为戒烟限酒，定时定量进食；减少水果、高盐高糖食物的摄入量；每日蛋白质摄入量占每日总能量摄入的10%~15%；脂肪摄入量控制在每日总能量摄入的30%以下；胆固醇摄入量低于每日300毫克；食盐摄入量低于每日5克；每日碳水化合物摄入量占每日总能量摄入的50%~60%。同时中医认为，应适当多摄取能够宣肺、健脾、益肾、化湿、通利三焦的食物，如薏仁、赤小豆、鲫鱼、鲈鱼、萝卜、山药、洋葱、冬瓜、紫菜等，这些食物有助于改善机体内环境，从而间接改善血糖控制效果。

3.运动锻炼：体育锻炼可以提高胰岛素的敏感性，以达到降低血糖的目的。目前一般建议糖尿病患者每天需坚持至少30分钟的有氧运动，可选取散步、慢跑、乒乓球、羽毛球、网球、游泳、武术等各类适合自己的运动，循序渐进。进行中国传统养生运动（八段锦、易筋经、五禽戏等）时的代谢率是静息时的3~4倍，这些运动属于中等强度运动，且群众接受度高，条件限制少，非常适合糖尿病患者日常的养生锻炼。

4.中药调理：中医治疗糖尿病的常用方剂有消渴方、半夏泻心汤、四逆散、六君子汤、七味白术散等，可在医生的指导下选择服用。

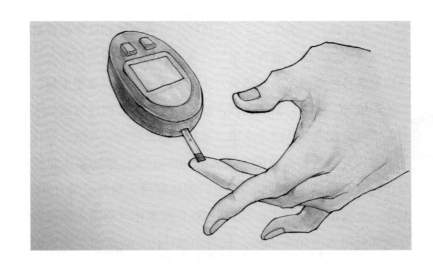

◎慢性胃炎人群的养生

慢性胃炎一般分为慢性浅表性胃炎、慢性萎缩性胃炎和特殊类型胃炎。平时最常见到的类型是慢性浅表性胃炎，它是内科的常见病、多发病，胃镜检查的人群中有80%~90%都有此疾病。俗话说，胃病三分靠治，七分靠养。不良的饮食习惯，不规律的作息，不稳定的情绪变化，再加上不注意气温的冷热变化等，都不利于慢性胃炎的调养。

慢性胃炎的发病特点是男性多于女性，中年以后好发病，随年龄增长发病率逐渐增高。慢性胃炎的症状多缺乏特异性，症状的轻重和胃黏膜的病变程度不一定一致。多数患者有不同程度的消化不良症状，比如上腹隐痛、腹胀、恶心、呕吐、反酸、嗳气、食欲不振等，时间久了有的还有消瘦、贫血等严重表现，而且症状往往反复发作，没有规律。

慢性胃炎患者的养生可参考以下方法。

1.情绪调节：中医讲究未病先防，病后调护，身心并养。情绪不佳、忧郁等精神因素反复刺激会造成大脑皮质功能的失调，也会导致胃壁血管的痉挛性收缩，加重胃炎。保持乐观豁达的情绪有助于慢性胃炎的调养。《寿世保元》中说"脾好音声，闻声即动而磨食"，道家也有"脾脏闻乐则磨"的说法。饭后欣赏柔和清新的音乐，既可以陶冶性情，又可以使元气归宗，脾胃健运。

2.饮食调节：清淡而富有营养、易于消化的食品可以减轻胃疾，过多食用口味重、过于甜酸苦辣的食物容易败坏胃气。

有慢性胃炎的患者平时应尽量少吃生、冷、寒、凉、辛辣、油腻、甜腻、过咸、过酸的食物，即使症状缓解后也应保持清淡饮食。三餐定时定量，食物尽量质软、少渣、易消化，进食时细嚼慢咽，忌烟酒、浓茶、咖啡等。

3.运动锻炼：运动锻炼，增强抵抗力和免疫力，对慢性胃炎的调养也十分重要。运动的方式多种多样，如八段锦、易筋经、太极拳或散步等都可以舒筋活血、健脾养胃，起到缓解胃部不适、促进消化的作用。此外还可以平躺或站立进行胃肠按摩：保持身心放松，手掌放在腹部，顺时针按摩，促进胃肠蠕动，增加胃液分泌，从而改善慢性胃炎的症状。

4.中药调理：中医治疗慢性胃炎的常用方剂有香砂养胃丸、保和丸、柴胡疏肝散等，可在医生的指导下选择服用。

第六章　居家保健与养生

　　古今中外，人类追求身体健康的想法是共通的。中医亦在历史的进化中，积累了丰富的医疗文化成果和养生保健经验。《黄帝内经·素问·上古天真论》云："上古之人，其知道者，法于阴阳，和于术数，食饮有节，起居有常，不妄作劳，故能形与神俱，而尽终其天年，度百岁乃去。"目前，中医亦有生动形象的长寿诀："童心、蚁食、龟欲、猴行。"新中国成立以后，特别是改革开放以来，拿无锡来说，冶金、纺织、农业生产中的强体力劳动大多退出了历史舞台，生产生活方式发生改变，医疗保健事业得到快速发展，人们的文化水平也不断提高。随着现代科技的发展，保健养生知识随着报纸杂志、广播电视、微信视频向大众普及，使人们的平均寿命不断提高。以无锡为例，2022年，无锡有百岁老人600多位。同时，无锡已进入深度的老龄化社会。离退休老年人都把健康视为人生的第一要素，认为身体健康最重要，健康活着对社会、对家庭都是贡献。为了给老年人的健康锦上添花，现将操作简单、容易学、容易做、有效果、不花钱的居家简易养生十二法介绍给读者朋友们。

◎ 捶背增强免疫力

捶背是中国古老而又立竿见影的健身方法。蒲松龄在《聊斋志异·梅女》中记载："既而握指细擂，如以团絮相触状，体畅舒不可言；擂至腰，口目皆惝；至股，则沉沉睡去矣。"日本学者也发现，经常捶背可以促进胸腺肽的分泌，而胸腺肽具有很强的抗病毒和抑制细胞变异的功能，可增强人体免疫力。

其实，现在桑拿室里的敲背、踩背服务，中医在背部的刮痧，在公园里锻炼身体的人用背部撞树，这些都是在刺激人体背部皮下的免疫细胞。由于人的手平时很难触及这些背部细胞，所以这些对健康非常有益的免疫细胞处于"睡眠"状态。在敲背、踩背、背部刮痧、捶拍背部时，这些细胞的免疫功能被激活了，有助于人体健康。

中医认为，背部脊柱是督脉所在，从经络学角度来讲叫作"阳脉之海"，"总督一身阳气"，人体阳气的调节作用主要依赖于督脉。它两旁是足太阳膀胱经，共有53个穴位，这些经穴是运行气血、联络脏腑的通路，拍或捶打这些穴位，有促使气血流通和调节脏腑的功能，可治疗某些疾病。例如，捶拍肺俞穴，对肺部的呼吸疾病有很好的作用和功效，而且对肺炎、咳嗽、气喘等都有较好的作用；捶拍背部的肝俞穴，能治肝、胃、眼病及神经衰弱肋间神经痛等；捶拍背部的肾俞穴，可以缓解肾脏病及高血压、耳鸣、精力衰退、遗尿、遗精、月经不调、白带异常、水肿等症状。

捶拍背部在夫妻间进行最为合适，动作要轻巧，富有弹性。无锡人所谓的"软硬劲"，即每分钟在60~100次，单手双手皆可。做不到夫妻间互相捶拍，也可以在家人间进行。对于独居者，可买"不求人"之类的橡胶鼓槌，或模拟人手的橡胶"小手掌"，自行捶拍，同样具有一定的功效。

◎ 梳头可当益寿方

梳头，是人们日常生活中的一个必有内容。自古以来，梳头就是历代养生家推崇的一种保健方法。被誉为"药圣"的唐代医学家孙思邈，持之以恒"发宜常梳"，寿过百岁，流传下长寿的传说。

明代《摄生要录》夸张地描述了梳头的功效："发多梳，去风明目，不死之道也。"梳头，可以长命百岁，何乐而不为呢？

中医学认为头是"诸阳之首"。人体十二经络和奇经八脉都汇聚在头部，这里有近50个穴位。头顶中央（即前发际后五寸与后发际前七寸处）有百会、四神聪、上星穴，项后枕骨一带有风池、哑门、翳明、玉枕、翳风穴，两鬓有太阳、率谷穴，额前还有印堂穴。如以梳子替代小银针，对这些穴位和经脉进行"针灸性"的按摩或刺激，将会起到疏通十二经脉、促进大小周天血液循环、使气血流畅、调节大脑神经、增强脑细胞的新陈代谢之功能。经常梳头，可使头部经络气血通畅，阳气上升，百脉调顺，阴阳和谐，活血化瘀，改善头发营养，消除大脑疲劳，改善亚健康，在保健美容方面也有显著的功效。用脑过度感觉疲倦或者神经衰弱的时候，梳头数分钟即可感到轻松舒适。保持梳头的习惯，对预防感冒、高血压、脑动脉硬化、脑梗、脑溢血、老年痴呆大有帮助。

中国民间也流传着"梳头十分钟，预防脑中风"的说法。头部有督脉、膀胱经、胆经、三焦经等众多经络，即使不知道经络穴位在哪，只要全头梳理，就可以刺激按摩到各个穴位与经络。

梳头有那么多"牵一发而动全身"的好处，确是一种保养人体精、气、神的最简单经济的延年益寿的良方。为此，有人主张"日梳五百不嫌多"。梳头时，应由前额向后梳，用力适中，动作轻缓柔和，保持每分钟梳50次左右的节奏，早晚各梳200~500次为佳。以能感觉到头皮有热、胀、麻为准，否则，效果不佳。避免饭后梳头，以免影响肠胃消化。梳子宜选用木质或者牛角。

◎ 常搓涌泉保安康

中医科，常见有人要找老中医调理身体，说是手脚冰凉，特别是冬天。中医认为这是阳气不足的表现，有的人出现手脚冰凉，有的人出现全身怕冷。而腰膝酸软、乏力、头昏、心慌、气短等症状，是肾气不足的表现，这时要补养肾气，最有益、简单的方法是揉搓脚底的涌泉穴。

涌泉穴的具体位置在足前部第二、三趾的趾缝纹头端与中足跟连线的前三分之一处，当足五趾用力收勾时，脚心前部凹陷处就是涌泉穴。涌泉穴直通肾经，是肾经的首穴。中国古来就有"临睡搓脚心数百，可以益寿保安康"的说法。

《黄帝内经·灵枢·本输》说："肾出于涌泉，涌泉者，足心也，为井木……足少阴经也。"意思是说，肾经之气犹如"为有源头活水来"的泉水一样源源不断地涌出，长流不息。经常以热水浸泡足部后搓此穴，可温补肾经，益精填髓，平衡阴阳，益处多多。

首先，按摩涌泉穴可以疏通足部经脉，促进下肢血液循环，御寒暖体，促进足底筋膜的供血，缓解肌肉紧张，对改善足心冰凉有一定的作用。

其次，按摩涌泉穴可以疏肝明目，清肺理气，能对慢性咽喉炎、咳嗽、痰中带血起到辅助治疗的作用。

再次，中医视人的足部为"第二心脏"。按摩涌泉穴时足部血流量增加，从而促进全身的血液循环，减轻心脏负担，对失眠、高血压、冠心病、心功能不全患者，以及头痛、头晕的病症有较好的辅助治疗作用。

最后，涌泉穴被中外医学专家誉为"健身之穴"。按摩涌泉穴可以让内脏受到气血滋养，加强新陈代谢，从而促使全身各个系统的生理机能和谐自然地强盛起来，达到身心健康。

按摩涌泉穴，一般是在每日临睡前用热水泡脚后进行，有的还会在医生指导下用中药材熬水泡脚，有禁忌热水泡脚的可不泡脚。泡脚后擦干净，盘腿坐在床上（亦可坐在沙发、椅子上），可用一手的大鱼际（大拇指下方的肌肉）对另一侧脚心处的涌泉穴反复摩擦搓揉，两侧交替进行，每侧200下左右，以感觉发热舒适为度。搓毕，用大拇指点按涌泉穴2分钟左右，以有酸痛感为度，两脚互换。此按摩法，每晚临睡前1次即可。

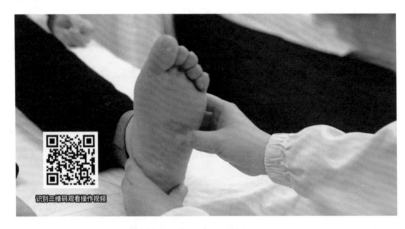

识别三维码观看操作视频

◎ 唾液被誉"抗癌剂"

吃饭要细嚼慢咽，这是常人都懂的道理。其实，这里还有更深一层的道理，即唾液与消化之间有相关的作用。《辞海》对"唾液"的释义是："由口腔壁内大、小唾液腺分泌入口腔中的混合消化液。"美国佐治亚大学医学院专家研究表明，黄曲霉素、3,4-苯并芘、亚硝酸盐的致癌作用很强，但与唾液接触30秒后致癌作用会消失。日本食品研究所亦发现，唾液可以消除从氧气和食物中产生的对人体十分有害的自由基。正因如此，古今中外的养生学者把唾液誉为"金津玉液""清洁剂""天然抗癌剂"等。

《黄帝内经》中说"五脏化五液……肾为唾"。明代医学家张景岳曾说："咽气津者，名天池之水，资精气血，荡涤五脏，先溉元海，一名离宫之水，一名玉池，一名神水，不可唾之，但可饵之，以补精血，可益元海也。"据现代化验分析，唾液中99%以上的成分是水，其余的1%里包含着钾、钠、钙、磷等多种微量元素和500多种蛋白质，以及淀粉酶、麦芽糖酶、磷酸酯酶、溶菌酶、过氧化物酶等物质。

中医理论认为，唾液从口腔壁涌出后，经舌根、咽喉、肺转肝脏，进肾经，贮于丹田，再化津还丹，遂成精气，有祛病延年的作用。

第一，抗癌作用。日本研究人员发现，唾液能消除致癌物所产生的超氧自由基。唾液的消毒不仅发生在口腔中，还会在胃里持续30分钟。因此，建议每口饭最好咀嚼30次，可使唾液与食物充分混合，使自由基得到最大程度的清理，抗癌效果最佳。

第二，抗衰作用。唾液中最有魅力的物质，是日本已故医家绪方知三郎发现的腮腺激素。这种激素是由三大口水腺之一的腮腺分泌的，许多学者都认为它是"返老还童"的激素。腮腺激素能增加肌肉、血管、结缔组织、骨骼软骨的活力，尤其能强化血管的弹性，提高结缔组织的生命力。特别是年老体弱者口水分泌不足，常出现口干舌燥、皮肤干枯、体力日衰、耳鸣重听、面部失去光泽等情形，运用吞唾液养生法，可葆青春，抗衰老。

第三，消炎作用。唾液中含有丰富的酶，有溶菌酶和分泌型免疫蛋白球A等抗菌成分，能抑制溶血性链球菌、伤寒杆菌、大肠杆菌和葡萄球菌等，从而预防口腔、牙龈和咽喉发炎。

第四，护齿作用。唾液所含的钠、钾、磷酸、钙、蛋白质、葡萄糖等营养成分能维持口腔酸碱度，调节pH值。牙齿表面珐琅质的溶解和沉积是个动态过程，唾液中的钙离子、磷酸根离子和氟离子等在保护珐琅质方面起着重要的作用。

被誉为"抗癌剂"和"返老还童"荷尔蒙的唾液有这么多作用，可见"日咽唾液三百口，一生活到九十九"并非侈谈。

◎ 叩齿固牙养精气

适量咀嚼一定硬度的食物可以坚固牙齿，比如吃一点硬黄豆或硬蚕豆。传统中医亦推荐叩齿，就是上、下牙有节奏地反复叩击的一种固齿法，俗称"叩天钟"。清朝尤乘在《寿世青编》中说："齿为筋骨之余，常宜叩击，使筋骨活动，心神清爽。"

《类经》说："肾主骨，齿者骨之余也。"《黄帝内经·素问》说，"肾生骨髓"，"肾气实，发长齿更"。意思就是，人的骨骼有赖于骨髓营养，而骨髓则为先天之本的肾精所化生。肾精衰少，则不能营养骨髓，代表"肾之标，骨之本"的齿就会新陈代谢功能低下，或松动，或病衰，或脱落。

不仅是古代中医，现代医学也认为，经常叩齿，益处多多。第一，因牙齿靠近脑部，有节奏的叩齿可以调节大脑皮层神经，促进脑循环，增强大脑皮层的活化，从而对预防脑部老化和老年痴呆有一定的效果。第二，叩齿可促进口腔、牙床、牙龈和整个牙齿的血液循环，增加了唾液的分泌量，咽下唾液，有滋养肾中精气的作用。肾中精气充沛，那么牙齿就坚固不易脱落，从而变得更加坚固，整齐洁白，丰润光泽。第三，叩齿时由于疏通了局部气血，让经络畅通，可以让牙周组织保持健康，增强牙周黏膜组织纤维结构的坚韧性，锻炼咀嚼肌的功能，使得两腮丰满，从而促进面部的血液循环，减缓因年龄增长产生的面部衰老，使得面部皮肤细腻、红润、有光泽。

叩齿有多种方法，一般是晨起，如练气功般安心宁神，排除杂念，全身放松，双目微闭，心情愉悦，然后上、下牙齿有节奏地互相叩击，不可太用力，中等程度叩出"的的"声即可。刚开始锻炼时，可叩二三十次，随着锻炼时间的推进，根据牙齿的健康程度量力而行，逐渐增加叩齿的次数和力度，以五六十次为一组。然后是吞津，与叩齿一起完成为一组动作。叩齿后，在口腔里用舌尖沿着上下牙床，先顺时针后逆时针各转动36次，用力缓慢柔软，此时口腔里唾液充盈，然后分3口，徐徐将唾液从咽喉有感觉地"送"到脐下小腹中心（中医所说丹田穴在下腹部，前正中线上，当肚脐下3寸）。此为一组，晨三组、晚三组即可达到锻炼的效果。

◎ 扯拉搓耳健全身

中医运用耳针刺激耳穴治疗疾病的历史相当悠久。耳朵与人体各部存在着一定的生理联系。明代医家李中梓在《医宗必读》中说，人体的先天之本在于肾，而肾元的强健与耳朵息息相关。在现实生活中，耳垂大者，往往是健康长寿者，亦说是肾气足。

《黄帝内经·灵枢·口问》中说"耳为宗脉之所聚"，历代中医都有一身之气贯于耳的说法。同时，耳与脏腑的联系亦相当密切，《黄帝内经·灵枢·脉度》中说："肾气通于耳，肾和则耳能闻五音矣。"《黄帝内经·素问·脏气法时论》说："肝病者……虚则目䀮䀮无所见，耳无所闻。"《证治准绳》说："肺气虚则少气……是以耳聋。"总之，"五脏六腑，十二经脉有络于耳"。耳与脏腑在生理、病理上有着密切的联系。

目前，耳穴共有93个，其在耳郭的分布就像是一个倒置的胎儿，头部朝下，臀部朝上。其分布规律，与头面部相应的穴位在耳垂附近；与上肢相应的穴位在耳舟；与躯干和下肢相应的穴位在耳轮；与内脏相应的穴位多集中在耳甲艇和耳甲腔（即俗称的耳窝，耳窝上方为耳甲艇，下方为耳甲腔）。由此，根据耳针刺激穴位的原理，在日常生活中用拉、扯、搓、点、捏等方法对双耳进行柔性的物理刺激，如果持之以恒，亦能疏通十二经脉，畅通血液循环，调理五脏六腑，平衡阴阳，扶正祛邪，增强新陈代谢，达到强身健体的目的。

第一，稳定血压。据2021年10月8日全国高血压日调查统计，我国高血压患者约2.45亿人。高血压患者可多做稳定血压的捋耳法。人的耳背上方有条沟，就是降压沟。大拇指与食指相对，食指弯曲在耳窝内，用大拇指顺着耳背上方的降压沟，从上往下捋，可以起到降压的作用（同时按压曲池、太冲这两个降压穴，效果更佳）。如果患者由于血压变化出现头痛、头晕症状，可用大拇指和食指相对捏着耳垂搓揉，可以起到稳定血压的效果。

第二，调理五脏六腑。耳窝中的耳甲艇、耳甲腔是人体五脏六腑的穴位所在。用食指指腹自耳窝开始摩擦耳甲艇、耳甲腔各50次，使耳朵发热，可以疏通经络，有助于血液循环，对五脏六腑有很好的保健作用。

第三，美容养颜，延缓衰老。拉搓揉耳，先是右手从头上绕过头顶，拉住左耳向上方拉扯30下；然后，用左手从头上绕过头顶，拉住右耳向上拉扯30下。扯毕，用双手手掌捂住耳朵柔软地划圆搓揉至耳朵发红发热。耳健则肾通，肾气充盈，能使人神清气爽，容光焕发，延缓衰老。

◎ 揉腹和气清百病

无锡民间有个习俗，小宝宝吃饱后躺在床上，母亲一边在小宝宝的肚脐上划圆揉腹，一边说"肚肚饱饱，揉揉肚肚"。揉腹，也是流传已久的一种中医养生保健的方法。

明代医家李中梓在《医宗必读》中提出"脾（胃）为后天之本"。他认为，脾胃居中，灌溉四方，为心、肺、肝、肾四脏的给养源头，负责运化水谷精微和统摄精血神液来养育全身，令五脏六腑健康无恙。中医认为，津液的生成源于饮食中的水分和营养物质，这些物质经过胃的受纳、腐熟、消化，精微部分下传到小肠，经小肠分清浊，吸收其中有营养的水谷精微，向上输送到脾，糟粕部分下传到大肠，大肠吸收糟粕中残余的水分，形成粪便，从肛门排出。由此不难理解，按摩腹部就是一个帮助水谷津液在人体内更好地被消化、吸收及排泄的过程。

现代医学也证实，揉腹调理脾胃，通和气血，又可以"通和上下……充实五脏，驱外感之诸邪，清内生之百病"。临床实践证明，揉腹可促进血液循环，包括淋巴液循环和胃肠蠕动加快，对许多顽固性疾病，如肺心病、肺气肿、高血压、冠心病、糖尿病、肾炎等都有很好的辅助治疗作用；揉腹，能平息肝火，对于患有动脉硬化、高血压、脑血管疾病者，按揉腹部可使血脉流通，起到辅助治疗的作用；揉腹，能刺激末梢神经，轻重快慢、不同力度的按摩，使腹壁毛细血管畅通，促进脂肪收缩和消耗，能起到减肥的作用。

揉腹的方法：时间应选在晨起或晚上睡觉前，站位与仰

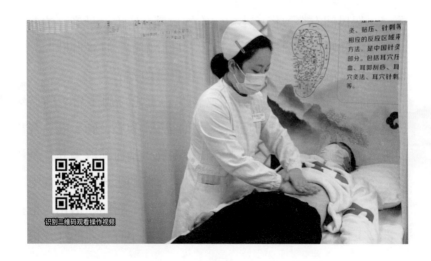

识别三维码观看操作视频

卧位都可以。站或仰卧都一样，双足与肩同宽，双掌相交放在肚脐上，如晨起练功者，与练功相同，排除杂念，心情愉悦安详，呼吸自然绵长，先从肚脐顺时针方向开始转圈，力度柔和适中，一圈一圈逐步扩大，直至全腹，可揉60圈；然后从逆时针方向再揉60圈，至后背微微发热即可。揉腹时产生腹内气动感、温热感，或产生肠鸣、排气等，均属于正常反应。

以上揉腹方法，不必刻板拘泥，有点偏差亦无妨，只要感到舒适惬意，持之以恒，必有益处。揉腹时力度也可根据舒适惬意这个感觉走，揉腹圈数也可以多些或少些。

同时应注意，腹腔内藏五脏，经络甚多，患有阑尾炎、肠梗阻、急性腹痛、内脏恶性肿瘤等病症者最好不要揉腹。

◎ 拉筋远离亚健康

两千多年前的《黄帝内经》明确记载"骨正筋柔，气血从流"，《易筋经》中亦有对筋与健康的论述，"筋弱则懈，筋壮则强，筋和则康"。俗话说，筋长一寸，寿延十年。长寿者通常都有一副柔软的好筋骨。中医学中，筋络和气血循环是相辅相成的，筋络健康，气血就会顺畅，五脏六腑也会跟着活动，通过正确地拉筋，可疏通经络，加强气血循环，从而改善各种急性、慢性病症。日常生活中的气功、瑜伽锻炼等都属于拉筋运动。实践证明，拉筋这种易学易做的保健法，已成为当下很多人远离亚健康的一大法宝。

无锡民间习武者说的"拉韧带"就是拉筋。瑜伽等很多现代运动项目的基本功训练，都有"拉韧带"这一项，即拉筋。拉筋虽然易学易做，但运动前一定要像其他运动一样做好热身。无锡市中医医院骨伤科就接诊过一个练瑜伽因没有做好热身而受到意外伤害的患者。这位患者第一次练瑜伽，什么热身动作都没做，摊开瑜伽垫，坐在上面双手五指相扣举手托天，向左侧猛拉曲腰，一下疼痛难忍，站也站不起来，到医院一检查，是腰椎间盘滑脱。可见，热身多么重要。

　　热身就是准备活动。有位专业运动教练说："很多人跑步时不做准备活动，这是不对的。你应该花个3分钟时间预热：在几组20秒的加速跑中间夹杂2分钟的慢跑。如果时间不多，就活动双腿和双臂，这样全身主要的几个肌肉群都能得到锻炼。在家里拉筋前热身，就可以活动一下手脚，原地小跑步，使身体发热。热身还有个好处，让你在锻炼中能燃烧更多的脂肪，保持健美的体形。"

　　此外，在拉筋时不要憋气，要保持自然略加长的均匀呼吸，动作要缓慢柔软，不要猛拉猛压，急于求成。现代医学认为，人体血液循环是靠心脏和肌肉的收缩来完成的，尤其是离心脏较远的静脉血管，就更要靠肌肉的收缩来加速血液使其流回心脏。拉筋是利用肌肉肌腱的弹性及延伸，刺激肌梭神经及肌腱感受小体的神经信息，以此牵动全身，并引发大部分肌肉收缩，将淤积的血液赶回心脏，从而达到加速周身血液循环的目的。初学拉筋，不要求动作到位，而应该顺其自然，拉到哪是哪，以有酸胀感为宜。拉筋的时间和次数，应随着每次锻炼后的感觉越来越舒畅而循序渐进，逐步延长时间，增加强度和扩大幅度。中老年人拉筋，20分钟左右足矣，或全身发热、似有微汗即可。下面介绍三种拉筋法。

第一，站立法。热身完站立放松，两脚分开同肩宽，两手在脐前五指交叉相握，掌心向上。向上举至胸前，翻掌向上举过头顶，如"八段锦"中"举手托天理三焦"之状。举到自己所能达到的位置停顿，一个呼吸，向左侧缓缓弯曲，到位停顿，一个呼吸，回到正中，向反方向右侧缓缓弯曲，一个呼吸，回到正中，如此反复8次。

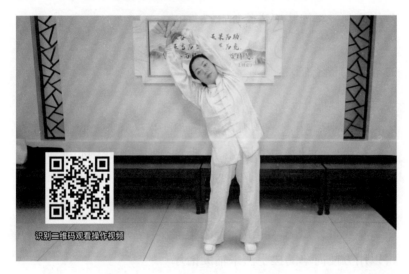

识别二维码观看操作视频

第二，弓步法。弓步拉筋法类似《易筋经》中的"饿虎扑食"法。右脚向前方跨一步，左脚伸直成仆步，呈右弓左仆腿势：起势，双手握拳于两腰间，上体前倾，头微抬起，缓缓俯身向前，同时腰间两拳变掌，掌竖立往前推，弯腰由水平向下时，竖立的两掌变爪型，像是往地上扒东西，目注视前下方，上体抬高并尽量前探，重心前移，手探到接近地面时两手爪型五指并拢成勾型，两手向后背方翘起，在身体抬起到起势状时，两手由并拢的勾型转换成握拳。然后，进行第二次动作。如此反复，动作连续8~15次后，换左弓右仆腿势进行，动作如前。注意呼吸深长，动作幅度慢慢加大、增强。

第三，蹲坐法。两腿微分，双手抱膝慢慢蹲下，屁股向后地坐，但不能着地，腰、背、头保持在一条直线上。蹲到位后停顿片刻，两手按住两脚背，屁股向上抬起，能抬多少是多少，最好慢慢练到两脚直立，此时头尽量向脚靠拢。到位后，停顿片刻，再抱膝下蹲，如此反复8次。

◎ 搓手预防心脑病

心脑血管病，是威胁人类生命的第一杀手。心脑血管病发病率高，而且死亡率相当高。据调查显示，我国心脑血管病的发病人数高达3.3亿。气温剧烈波动的季节，特别是冬天，是心脑血管病的高发季节。得了心脑血管病的患者，要放松心情，不要过分焦虑，除了配合医生治疗、注意饮食起居外，还可以用方便简单的搓手法来辅助治疗。

按照中医经络学说，人体最重要的12条正经中，与手相关的占了一半，手部与心脑血管相关的穴位有23个。按摩或按压这些穴位，几乎可以治疗全身的疾病。中医手诊认为，手是脏腑的反射区，通过揉搓手部，可以起到刺激穴位、调节脏腑的功能。其中，手上有三大穴位，劳宫穴（掌心处）、鱼际穴、少府穴，平时多搓揉按摩这三大穴位，有助于预防心脑血管病。

搓手法非常简单，大致有以下几种。

第一，两手掌对搓。掌心相对，主要用劳宫穴、大鱼际穴、少府穴对搓到手心发热。鱼际穴属手太阴肺经，大鱼际位于大指下方，像鱼形的肌肉；少府穴属手少阴心经，握拳时小手指下方即是。这个基本是掌心相搓的动作，做60~100次。

第二，搓手背。用右手掌搓左手背，再用左手掌搓右手背，做60~100次。

第三，揉按指关节。用大拇指和食指相对，捏着其他手指的指关节，依次揉捏，有酸麻胀感即可。一手捏好，换手做。

◎ 按揉三穴寿百岁

人们常能在武侠小说、功夫片中看到中国的传奇点穴神功，两个大侠对决，突然其中一人使出一招"定身法"点中要穴，对手便只能站着一动不动。点穴法自古以来就是中医防病治病的常用手法。其中，历代医家认为，足三里、合谷、内关是强身治病的三大要穴。对此三穴进行按揉，有病则治病，无病则强身健体，效果很好。常按揉此三穴，延年益寿至百岁。

先说足三里穴。在中国、日本等国家，足三里被认为是重要的治疗及养生保健穴位，有"万能穴""长寿穴"的美称。从中医角度来说，每天点按足三里5分钟，相当于吃只老母鸡滋补身体。足三里是足阳明胃经的主穴，位于膝关节下方，用手握住膝盖骨，用手指顺着骨缝下探4个手指叠加的距离，点按酸痛处即是。它可以调理脾胃，使肠胃蠕动变得有力，提高多种消化酶的活力，增加食欲，帮助消化；它补中益气、通经活络，增强大脑的工作能力，改善心血管功能；它扶正祛邪，增加红细胞、白细胞、血色素和内分泌激素的含量，使人提高免疫力。

再说合谷穴。合谷穴属手阳明大肠经，位于大拇指和食指的掌骨之间，即俗称"虎口"处。按揉合谷穴，主要功效是镇静止痛、通经活络、清热解表、清泄肺气、通降肠胃。临床上主治牙龈肿痛、口眼歪斜，还可以治疗中风者的半身不遂、上肢疼痛，效果较明显。按揉合谷穴，对于女性的痛经、月经不调，以及相关的妇科疾病，都有较好的调治效果。

最后说内关穴。内关穴属手厥阴心包经，位置在前臂掌侧，腕横纹上约2寸处，可以将右手中间3个手指并拢，把无名指放在左手腕掌根处，这时右手食指和左手腕交叉点的中点、两根筋中心的位置，就是内关穴。中医认为，按揉内关穴可调

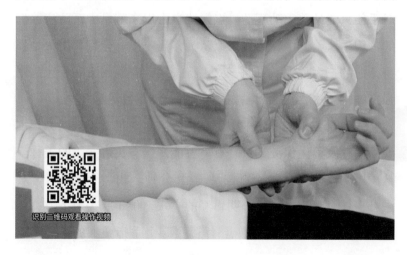

识别二维码观看操作视频

整心脏的代谢，改善自主神经功能，有催眠作用，还能舒缓因心理因素导致的焦虑，以及由此产生的疲惫感，能够辅助治疗冠心病、心律不齐、胸闷胸痛等心脏疾病。对于脑供血不足引起的头痛头晕患者，按揉关内穴可以改善脑部血液供给，使血管变得松软有弹性，减轻头痛头晕的症状。另外，按揉关内穴还能缓解腹胀、胃肠功能弱，治疗胃痛、恶心、呕吐等胃病。

揉按足三里、合谷、内关，操作方法很简单，而且不受环境条件的限制，抽空就可做一下，当然每天定时更佳。用大拇指或中指（也可用按摩小棒）分别揉按足三里、合谷、内关，每穴五六分钟，每分钟20次左右即可。

◎ 谷道常撮消肛疾

古人把肛门称为"谷道"，唐代"药圣"孙思邈在《枕中方》一书中告诫世人"谷道宜常撮"。撮，就是收缩（提）的意思。"谷道常撮"，是孙思邈的养生之道之一。如今，无锡市中医医院原肛肠科主任王敏英，在为病人治疗肛肠疾病时，医嘱常有"提肛"。她认为，提肛能使肛门周围肌肉处于间歇性的运动状态，对肛肠有保健作用，特别是对防治痔疮有显著疗效。

现代医学认为，提肛最突出的效果是锻炼肛门周围的肛提肌和肛门括约肌。在做提肛运动的过程中，肌肉间接性地收缩，改善了盆腔的血液循环，缓解了肛门括约肌，增强了其收缩的能力。这样，对痔疮有一定的还纳、缩小作用，并且可以减少痔疮的发作次数。患肛裂的病人主要是由于肛门括约肌痉挛引起剧烈的疼痛，使裂口难于愈合，提肛能有效减轻疼痛，使裂口愈合。相反，如果肛门括约肌过于松弛，对痔核和直肠黏膜的维持力不足，就会导致痔核脱下和脱肛，提肛基本能避免这一现象。做过肛门手术的病人，括约肌有不同程度的损伤，提肛可以改善局部血液循环，减少痔静脉的淤血扩张，增强肛门直肠局部的抗病能力，促进伤口愈合，减少肛门疾病的复发。此外，提肛可以促进会阴部静脉血流，有效缓解男性前列腺炎症，对尿频、尿急、小便不畅、尿失禁等症状有很好的治疗作用。

提肛运动可以分为生活中随机锻炼和专门锻炼两种，每天100次左右即可。第一种，生活中随机锻炼。晨起大便后，即做提肛运动；有早锻炼习惯的，如果是练气功，可在深呼吸脚心抓地时进行提肛锻炼，如果是跑步，可以有意识地吸气时提肛、呼气时放松；工作课间，站坐随便，亦可练下提肛。第二种，专门练。古人说"日撮谷道一百遍"，具体做法为"吸、舔、撮、闭"四字诀，即放松全身，将臀部及大腿用力夹紧，配合收气，舌舔上腭，向上收提肛门，稍闭气，然后慢呼，全身放松。

◎ 静坐治病增智慧

黄帝时代，就有静坐养生功法。战国时期的《庄子》记载，黄帝曾向名叫广成子的人询问长寿之道，广成子说："无视无听，抱神以静，形将自正。必静必清，无劳汝形，无摇汝静精，乃可以长生。"简言之，在静坐中养生。据传，在嵩山少林寺后面有个天然石洞，大和尚达摩在石洞里面对石壁，微闭双目，打坐修炼，即使小鸟飞来筑巢，他也一动不动。九年之后，达摩修成得道。传说，达摩面壁时间长了，石壁上就投射下他面壁的形象，现在寺中还供奉着"达摩面壁影石"。

现在在无锡惠山森林公园，也能见到"坐禅"的修炼者。"坐禅"就是静坐、打坐，它是一种基本修炼方式，由古人的散坐、跪坐演化发展而来。

静坐的要点就是静。清静，心静，心无杂念，清心寡欲，养神求心静。现代医学发现，精神上完全放松，达到静的境界之后，可引发体内一系列的生理变化：脑电波稳定而有节奏，能量消耗减少，心跳和呼吸频率减慢，肌肉放松，氧消耗降低，微循环改善，脑血流量增加，血压下降，作为"疲劳素"的血液中的乳酸盐也明显下降，大脑会分泌出一种"快乐物质"——内啡肽，使人体产生愉快感。西方也有研究发现静坐有益身心健康，美国哈里博士研究说："冥想静坐对视力、血压、认知功能的激素水平的提高大有好处，另可治疗许多不治之症，以及心脏病、关节炎等慢性病。"对于治疗不治之症，由国家体育总局审定的郭林气功健身法具有辅助疗效，在20世纪已风靡世界，"吸吸呼"的放松入静功法至今仍在肿瘤病人中流传。

静坐可养生治病，然而，对于佛家、道家、儒家很重视的打坐能开慧增智的说法，人们存有疑惑，感觉很"玄"。好在科学技术的进步为人们解开了这些疑惑。西方有一位叫特斯拉的科学家，他证实静坐时人能体验到的"空"，是确实存在的，"久坐必有禅"。这个由"空"到"有"的"禅"，从意识到物质，为科学所证实。美国俄亥俄州一个空军基地实验室的科研人员，通过数十年研究，将人的大脑活动分出几个脑电波类型：紧张、激动和亢奋时出现的"贝塔"波；安静、放松和清醒时是"阿尔法"波；极度疲劳和熟睡中出现的"德尔塔"波；受挫折、忧郁时和精神病患者出现的"西塔"波。科学家发现，静坐时大脑中会出现大量的"阿尔法"波，静坐30分钟，相当于深睡眠7小时；长期静坐，可增加脑前额叶皮层和右前脑皮层厚度，这些区域是控制人注意力和认知能力的地方。众多科学家、作家等创造性强的名人，他们的脑前额叶皮层都厚，且他们的脑电波大部分时间都处于"阿尔法"波频率，这说明静坐的"空"确实能产生使大脑思维敏捷并爆发出灵感火花的"有"。《昭德新编》云："水静极则形象明，心静极则智慧生。"通过静坐练习，人们可以学会控制和调节自己的脑电波，放松精神，修身养性，治病防病，开慧增智。

静坐方法：环境温度适宜，坐位以屈膝90度为宜，自然放松端坐。宽衣松带，肩肘下沉，两手自然放在大腿根部，手心向下。头保持正直，似虚顶一碗，身体平直，脊柱竖正，如有椅背，勿倚靠。双眼微闭，嘴微合，舌头轻轻抵住上颚。呼吸深长、细缓，不要刻意，静坐呼吸要求自然，不用力，排除杂念，意守丹田。初练习时，一时不能入静，有杂念，可想象平静的海平面上，有一轮旭日升起，慢慢地旭日来到丹田中，你正在汲取天地之精华，久之，没了杂念就顺其自然。静坐在早晨或临睡前为佳，每次三四十分钟。如果睡觉前在床上练入静，睡着可随其自然。

第七章 运动功法与养生

运动养生是通过活动身体来维持健康、增强体质、延长寿命、延缓衰老的养生方法。常见的养生保健项目有八段锦、五禽戏、太极拳、六字诀、颈椎操、手指养生操、舒调阴阳功法操等。

◎八段锦

八段锦是由八节动作组成的一种健身运动方法。全套动作精炼，运动量适度。其每节动作的设计，都针对一定的脏腑或病症的保健与治疗需要，有疏通经络气血、调整脏腑功能的作用。八段锦在历代相传中得到不断发展，现代较为通行的练习方法出自清代梁世昌《易筋经外经图说》所附的八段锦图。

【操练方法】

1.两手托天理三焦：自然站立，两足平开，与肩同宽，含胸收腹，腰脊放松。仰头，口齿轻闭，宁神调息，气沉丹田。双手自体侧缓缓举至头顶，转掌心向上，用力向上托举，足跟亦随双手的托举而起落。托举六次后，双手转掌心朝下，沿体前缓缓按至小腹，还原。

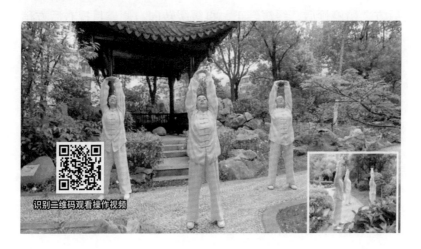

2.左右开弓似射雕：自然站立，左脚向左侧横开一步，身体下蹲成骑马步，双手虚握于两髋外侧，随后自胸前向上划弧提于与乳平高处。右手向右拉至与右乳平高，与乳距约两拳许，意如拉紧弓弦，开弓如满月；左手捏箭诀，向左侧伸出，顺势转头向左，视线通过左手食指凝视远方，意如弓箭在手，等机而射。稍作停顿后，随即将身体上起，顺势将两手向下划弧收回胸前，同时收回左腿，还原成自然站立。此为左式，右式反之。左右调换练习六次。

3.调理脾胃须单举：自然站立，左手缓缓自体侧上举至头，翻转掌心向上，并向左外方用力举托，同时右手下按附应。举按数次后，左手沿体前缓缓下落，还原至体侧。右手举按动作同左手，唯方向相反。

4.五劳七伤往后瞧：自然站立，双脚与肩同宽，双手自然下垂，宁神调息，气沉丹田。头部微微向左转动，两眼目视左后方，稍停顿后，缓缓转正，再缓缓转向右侧，目视右后方稍停顿，转正。如此六次。

5.摇头摆尾去心火：两足横开，双膝下蹲，成骑马步。上体正下，稍向前探，两目平视，双手按在大腿上，双肘外撑。以腰为轴，头脊要正，将躯干划弧摇转至左前方，左臂弯曲，右臂绷直，肘臂外撑，头与左膝呈一垂线，臀部向右下方撑劲，目视右足尖；稍停顿后，随即向相反方向，划弧摇至右前方。反复六次。

6.两手攀足固肾腰：松静站立，两足平开，与肩同宽，两腿挺膝伸直站立；同时，两掌指尖向前，两臂向前、向上举起，肘关节伸直，掌心向前，目视前方；两臂外旋至掌心相对，屈肘，两掌下按于胸前，掌心向下，指尖相对；两臂外旋，两掌心向上，随之两掌掌指顺腋下向后插；两掌心向内沿脊柱两侧向下摩运至臀部；随之上体前俯，两掌继续沿腿后向下摩运，经脚两侧置于脚面；抬头，动作略停；目视前下方。做完六遍后，上体立起；同时，两臂向前、向上举起，肘关节伸直，掌心向前，目视前方。随后松腰沉髋，身体重心缓缓下降；两腿膝关节微屈；同时，两掌向前下按至腹前，掌心向下，指尖向前；目视前方。

7.攒拳怒目增气力：两足横开，两膝下蹲，呈骑马步。双手握拳，拳眼向下。左拳向前方击出，顺势头稍向左转，两眼通过左拳凝视远方，右拳同时后拉，与左拳出击形成一种"争力"。随后，收回左拳，击出右拳，要领同前。反复六次。

8.背后七颠百病消：两足并拢，两腿直立，身体放松，两臂自然下垂，手指并拢，掌指向前。随后双手平掌下按，顺势将两脚跟向上提起，稍作停顿，将两脚跟下落着地。反复练习七次。

【养生应用】

"两手托天理三焦"可吐故纳新，调理脏腑功能，消除疲劳，滑利关节（尤其是对上肢和腰背）。

"左右开弓似射雕"可舒肝气，畅肺气。通过扩胸伸臂以增强胸肋部和肩臂部肌力，加强呼吸和血液循环，有助于纠正姿势不正确造成的病态。

"调理脾胃须单举"有助于防治胃肠病。

"五劳七伤往后瞧"可消除疲劳，健脑安神，调整脏腑功能，防治颈肩酸痛。

"摇头摆尾去心火"可清心火，平肝阳，缓解紧张情绪。

"两手攀足固肾腰"可增强腰部及下腹部的力量，但原发性高血压病和动脉硬化患者，头部不宜垂得太低。

"攒拳怒目增气力"可激发经气，加强血运，增强肌力。

"背后七颠百病消"可疏通背部经脉，调整脏腑功能。

长期坚持练习八段锦可增强体质，预防疾病。

◎五禽戏

五禽戏是通过模仿虎、鹿、熊、猿、鸟五种动物的动作和神态来锻炼的一种健身运动，为汉末医学家华佗所倡导。《三国志·魏书·华佗传》记载："佗语普曰：'人体欲得劳动，但不当使极尔。动摇则谷气得消，血脉流通，病不得生，譬犹户枢不朽是也。是以古之仙者为导引之事，熊颈鸱顾，引挽腰体，动诸关节，以求难老。吾有一术，名五禽之戏，一曰虎，二曰鹿，三曰熊，四曰猿，五曰鸟，亦以除疾，并利蹄足，以当导引。体中不快，起作一禽之戏，沾濡汗出，因上著粉，身体轻便，腹中欲食。'（吴）普施行之，年九十余，耳目聪明，齿牙完坚。"这就是古代善于养生者所倡导的导引术。它通过模仿熊攀树枝、鸱鹰回头顾盼等动作来俯仰身体、活动关节，使人体不容易衰老，经常锻炼，可以防治疾病。

【动作要领】

预备式：两脚分开，放松站立，两臂自然下垂，目视前方，调匀呼吸，意守丹田。

起式调息：配合呼吸，两手上提时吸气，两手下按时呼气，两手上提至与胸同高，掌心向上，曲肘内合，转掌心向下按至腹前，速度均匀柔和、连贯，排除杂念，宁心安神。

【操练方法】

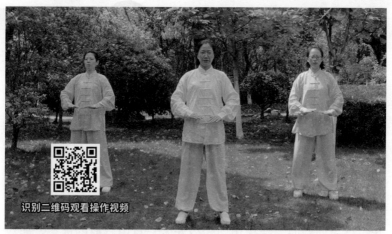

识别二维码观看操作视频

（一）虎戏

虎戏的手形是虎爪，手掌张开，虎口撑圆，第一、二指关节弯曲内扣，模拟老虎的利爪。练习虎戏时，要表现出虎的威猛气势、虎视眈眈。虎戏由虎举和虎扑两个动作组成。

1.虎举：掌心向下，十指张开、弯曲，由小指起依次屈指握拳，向上提起，高与肩平时拳慢慢松开上举撑掌。然后再屈指握拳，下拉至胸前再变掌下按。

动作要领：两手上举时要充分向上拔长身体。提胸收腹如托举重物，下落含胸松腹如下拉双环，气沉丹田。两手上举时吸入清气，下按时呼出浊气，可以提高呼吸机能。屈指握拳能增加血液循环。

2.虎扑：左式，两手经体侧上提，前伸，上体前俯，变虎爪，再下按至膝部两侧，两手收回。再经体侧上提向前下扑，上提至与肩同高时抬左腿向左前迈一小步，配合向前下扑时落地，先收回左脚再慢慢收回双手。换作右式，动作和左式相同，唯出脚时换成右脚。

动作要领：两手前伸时，上体前俯，下按时膝部先前顶，再髋部前送，身体后仰，形成躯干的蠕动。虎扑要注意手形的变化，上提时握空拳前伸，下按时变虎爪，上提时再变空拳，下扑时又成虎爪。速度由慢到快，劲力由柔转刚。

（二）鹿戏

鹿戏的手形是鹿角，中指和无名指弯曲，其余三指伸直张开。练习鹿戏时，要模仿鹿轻盈安闲、自由奔放的神态。鹿戏由鹿抵和鹿奔两个动作组成。

1.鹿抵：练习时以腰部转动来带动上下肢动作。上肢动作是，握空拳两臂向右侧摆起，与肩等高时拳变鹿角，随身体左转，两手向身体左后方伸出。下肢动作是，两腿微屈，重心右移，左脚提起向左前方着地，屈膝，右腿蹬直，左脚收回。

鹿抵主要运动腰部，经常练习能提高腰部肌肉力量和运动弧度，具有强腰固肾的作用。

2.鹿奔：左式，左脚向前迈步，两臂前伸，收腹拱背，重心前移，左脚收回。注意腕部动作，两手握空拳向前划弧，最后屈腕，重心后坐时手变鹿角，内旋前伸，手背相对，含胸低头，使肩背部形成横弓。同时尾闾前扣，收腹，腰背部开成竖弓，重心前移，成弓步，两手下落。换右式，注意小换步（换右脚，在五禽戏的左右式动作中，只有鹿奔才有此小步）。收左脚，脚掌着地时右脚跟提起，向前迈步，重心后坐再前移同左式。

鹿奔动作，使肩关节充分内旋，伸展背部肌肉，运动了脊柱关节。

鹿戏结束，两手侧前上提，内合下按做一次调息。

（三）熊戏

熊戏的手形是熊掌，手指弯曲，大拇指压在食指、中指的指节上，虎口撑圆，大自然的熊表面上笨拙缓慢，其实内在充满了稳健、厚实的劲力。熊戏由熊运和熊晃两个动作组成。

1.熊运：两手呈熊掌，置于腹下，上体前俯，身体顺时针划弧，向右、向上、向左、向下。再逆时针划弧，向左、向上、向右、向下。开始练时，要体会腰腹部的压紧和放松。动作配合要协调自然，手上提时吸气，向下时呼气。

熊运可调理脾胃，促进消化功能，对腰背部也有锻炼的作用。

2.熊晃：提髋带动左腿，向左前落步，左肩前靠，屈右腿，左肩回收，右臂稍向前摆，后坐，左手臂再向前靠，上下肢动作要配合协调。换右式，提右胯，向右前落步，右肩前靠，屈左腿，右肩回收，左臂稍向前摆，后坐，右手臂再向前靠。初学时提髋动作可单独原地练习，两肩不动，收挤腰侧，以髋带腿，左右交替，反复练习。

熊晃能起到锻炼中焦内脏、肩部和髋关节的作用。

熊戏结束，两手侧前上提，内合下按，做一次调息。

（四）猿戏

猿戏有两个手形，猿勾，五指撮拢，曲腕；握固，大拇指压在无名指指根内侧，其余四指握拢。猿猴生性活泼，机灵敏捷，猿戏要模仿猿猴东张西望、攀树摘果的动作。猿戏由猿提和猿摘两个动作组成。

1.猿提：两手置于体前，十指张开，快速捏拢成猿勾，肩上耸，缩脖，两手上提，收腹提肛，脚跟提起，头向左转，头转回肩放松，脚跟着地，两手变掌，下按至腹前。再做右式。重心上提时，先提肩，再收腹提肛，脚跟提起。重心下落时先松肩，再松腹落肛，脚跟着地。以膻中穴为中心，含胸收腹，缩脖提肛，两臂内夹，形成上下左右的向内合力，然后再放松还原。重心上提时要保持身体平衡，意念中百会上领，身体随之向上。

猿提可以起到按摩上焦内脏、提高心肺功能的作用。

2.猿摘：退步划弧，丁步下按，上步摘果。猿摘模仿猿猴上树摘果的动作，手形和眼神的变化较多，眼先随右手，当手摆到头的左侧时，转头看右前上方，意想发现树上有颗桃。然后下蹲，向上跃步，攀树摘果，变钩速度要快。握固，收回，变掌捧桃，右手下托。下肢动作是，左脚左后方退步，右脚收回变丁步。右脚前跨，重心上移，再收回变丁步。完整的练习是退步摆掌，松肩划弧，左顾右盼，下按上步，摘果，握固，收回，要注意上下肢动作的协调。

猿摘可改善神经系统的功能，提高机体反应能力及敏捷性。

猿戏结束，两手侧前上提，内合下按，做一次调息。

（五）鸟戏

鸟戏的手形是鸟翅，中指和无名指向下，其余三指上翘。练习鸟戏时，意想自己是湖中仙鹤，昂首挺立，伸筋拔骨，展翅翱翔。鸟戏由鸟伸和鸟飞两个动作组成。

1.鸟伸：双腿稍向下蹲，双手为掌，在小腹前重叠，左掌压在右掌上，上举至头前上方，手掌水平上举时耸肩缩颈，尾闾上翘，身体稍前倾。两手下按至腹前，再向后呈"人"字形分开后身，后伸左腿，两膝伸直，保持身体稳定。双手后展，后展时手变鸟翅。

鸟伸动作借助手臂的上举下按，身体松紧交替，起到吐故纳新、疏通任督二脉的作用。

2.鸟飞：两手在腹前相合，两侧平举，提腿独立，立腿下落，再上举提腿，下落。换做右式。平举时手腕比肩略高，下落时掌心相对，再上举时手背相对，形成一个向上的喇叭口。可以先单独练习上肢动作，先沉肩，再起肘，最后提腕。下落时先松肩，再沉肘，按掌。使肩部、手臂形成一次波浪蠕动，有利于气血运行。再练习下肢动作，立腿提膝时，支撑腿伸直，下落时支撑腿随之弯曲，脚尖点地再提膝。练习鸟飞时，要上下肢协调配合，身体保持平衡。

鸟戏结束，两手侧前上提，内合下按，做一次调息。

鸟戏动作可锻炼心肺功能，灵活四肢关节，提高平衡能力。

引气归元：引气归元是收功动作，可以调和气息。两手侧举向上，配合吸气，体前下落，配合呼气。两手侧举，掌心向上，举至头顶上方，掌心向下，沿体前自然下落。意念可随两手而行，上举时如捧气至头顶上方，下落时内行外导，身体放松，意念下行，两手在腹前划弧合拢，虎口交叉，叠于腹前，闭目静养，调匀呼吸，意守丹田，能起到和气血、通经脉、理脏腑的功效。待呼吸均匀，意念归于丹田，两眼慢慢睁开。合掌，搓手至手心发热，浴面，可重复数次。最后两掌向上，过耳后沿体前缓缓下落，两臂自然下垂，两脚并拢。通过收功，使身体舒泰安康，恢复常态。

【养生应用】

五禽戏模仿虎之威猛、鹿之安详、熊之沉稳、猿之灵巧、鸟之轻捷以锻炼身体，既可增强体力，行气活血，舒筋活络，又可用于慢性病的康复治疗。可以操练全套，也可选练其中的1~2节。虎戏可醒脑提神，强壮筋骨，益肺气；鹿戏可明目聪耳，舒筋活络，滑利关节，增脾气；熊戏可健腰膝，消胀满，舒肝气；猿戏可提高人体对外界反应的灵敏度，还可防治腰脊痛，固肾气；鸟戏可增强呼吸功能，提高人体平衡能力，强心气。

【注意事项】

1.五禽戏运动量较大，应量力、适度而行，切勿勉强。

2.患急性疾病及严重器质性疾病者不宜练习本法。

◎太极拳

太极拳是我国传统的运动保健法，动作轻松柔和、圆活自然、连贯协调，是增强体质、延缓衰老、防病治病、促进康复的有效手段。

太极拳早已流传，属"导引"范畴。所谓"导气令和，引体令柔"，是指其通过调整呼吸而使脏腑经络之气和顺，借助肢体运动而使人体各部分趋于协调柔和。本节主要介绍简化太极拳（二十四式），包括"起势"和"收势"，共有24个姿势动作。

【操练方法】

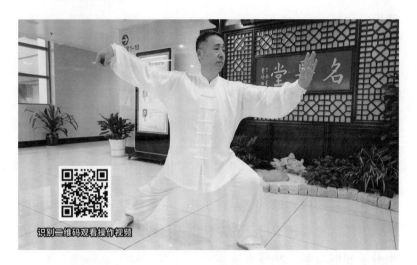

识别二维码观看操作视频

（一）起势

①两脚开立，②两臂前举，③屈膝按掌。

（二）野马分鬃

A.①收脚抱球，②左转出步，③弓步分手。

B.①后坐撇脚，②跟步抱球，③右转出步，④弓步分手。

C.①后坐撇脚，②跟步抱球，③左转出步，④弓步分手。

（三）白鹤亮翅

①跟半步胸前抱球，②后坐举臂，③虚步分手。

（四）搂膝拗步

A.①左转落手，②右转收脚举臂，③出步屈肘，④弓步搂推。

B.①后坐撇左脚，②跟步举右臂，③出步屈肘，④弓步搂推。

C.①后坐撇右脚，②跟步举左臂，③出步屈肘，④弓步搂推。

（五）手挥琵琶

①跟步展手，②后坐挑掌，③虚步合臂。

（六）倒卷肱

①两手展开，②提膝屈肘，③撤步错手，④后坐推掌。（重复四次）

（七）左揽雀尾

①右转收脚抱球，②左转出步，③弓步棚臂，④左转随臂展掌，⑤后坐右转下捋，⑥左转出步搭腕，⑦弓步前挤，⑧后坐分手屈肘收掌，⑨弓步按掌。

（八）右揽雀尾

①后坐扣脚、右转分手，②回体重收脚抱球，③右转出步，④弓步棚臂，⑤右转随臂展掌，⑥后坐左转下捋，⑦右转出步搭手，⑧弓步前挤，⑨后坐分手屈肘收掌，⑩弓步推掌。

（九）单鞭

①左转扣脚，②右转收脚展臂，③出步勾手，④弓步推举。

（十）云手

①右转落手，②左转云手，③并步按掌，④右转云手，⑤出步按掌。（重复三次）

（十一）单鞭

①斜落步右转举臂，②出步勾手，③弓步推掌。

（十二）高探马

①跟步后坐展手，②虚步推掌。

（十三）右蹬脚

①收脚收手，②左转出步，③弓步划弧，④合抱提膝，⑤分手蹬脚。

（十四）双峰贯耳

①收脚落手，②出步收手，③弓步贯拳。

（十五）转身左蹬脚

①后坐扣脚，②左转展手，③回体重合抱提膝，④分手蹬脚。

（十六）左下势独立

①收脚勾手，②蹲身仆步，③穿掌下势，④撇脚弓腿，⑤扣脚转身，⑥提膝挑掌。

（十七）右下势独立

①落脚左转勾手，②蹲身仆步，③穿掌下势，④撇脚弓腿，⑤扣脚转身，⑥提膝挑掌。

（十八）左右穿梭

①落步落手，②跟步抱球，③右转出步，④弓步推架，⑤后坐落手，⑥跟步抱球，⑦左转出步，⑧弓步推架。

（十九）海底针

①跟步落手，②后坐提手，③虚步插掌。

（二十）闪通臂

①收脚举臂，②出步翻掌，③弓步推架。

（二十一）转身搬拦捶

①后坐扣脚、右转摆掌，②收脚握拳，③垫步搬捶，④跟步旋臂，⑤出步裹拳拦掌，⑥弓步打拳。

（二十二）如封似闭

①穿臂翻掌，②后坐收掌，③弓步推掌。

（二十三）十字手

①后坐扣脚，②右转撇脚分手，③移重心扣脚划弧。

（二十四）收势

①收脚合抱，②旋臂分手，③下落收势。

【养生应用】

太极拳在调摄精神、促进气血运行、改善脏腑器官功能等方面有良好的作用，对年老体弱或慢性病患者来说，更是锻炼身体、增强体质、治疗疾病的有效手段，慢性病患者中除有运动禁忌的人以外，一般可参加太极拳锻炼。如能持之以恒，对辅助治疗慢性疾病，如高血压、心脏病、胃及十二指肠溃疡、慢性胃炎、糖尿病、慢性肾炎、慢性肝炎、肝硬化、慢性支气管炎、哮喘、肥胖症、神经衰弱等都有一定效果。

【注意事项】

1.练习时要思想集中，精神专一。要松静自然，由意识引导动作，周身协调，上下相随，重心稳定，连绵不断，劲力完整，灵巧自如。

2.初学太极拳要轻、慢、圆、匀，速度宜慢不宜快，动作要连贯圆活。熟练掌握后，速度要始终保持均匀。

3.运动量要适当，因人制宜，因病制宜，不可贪多求快，急于求成。要循序渐进，持之以恒，才能取得良好的效果。

◎六字诀

六字诀为一种吐纳功法，即吐出浊气、吸入清气。中医里讲，脾主升清，胃主降浊，这种吐纳的练习可以帮助我们调理脾胃功能，进而治疗脾胃疾病。功法以六个字——嘘（音xū）、呵（音hē）、呼（音hū）、呬（音sī）、吹（音chuī）、嘻（音xī）为主，吐纳结合动作和意念。这六字分别对应人体的脏腑经络中的肝、心、脾、肺、肾、三焦，还与季节和五行有着密切的联系。

【练习要领】

选择空气清新、环境幽静的地方，保持全身放松、心情舒畅、思想安静。

吐纳方法为以鼻吸气，以口吐气。呼吸方法为逆腹式呼吸。当鼻吸气时，胸腔慢慢外扩，腹部微微内收；口吐气时胸腔慢慢内收，腹部微微外扩。

根据五行相生规律，按"嘘、呵、呼、呬、吹、嘻"的顺序练习，可以单练一式、几式或者完整练习，但要注意不能颠倒练习顺序。若处于某一季节，或某一脏器有病，相应的字也可以加练。

【操练方法】

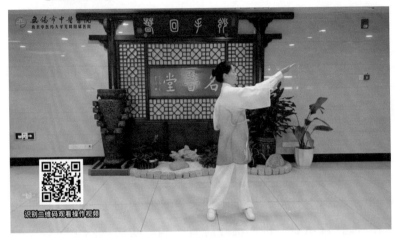

识别二维码观看操作视频

（一）"嘘"（音xū）字功平肝气

口型：微合，嘴角横绷，略向后用力。

动作：呼气念"嘘"字，足大趾轻轻点地，随即放开。两手由肝经之急脉穴处起，手背相对向上提，经章门、期门上升，入肺经之中府、云门，两臂如鸟，张翼向上，向左右展开，手心向上。两眼反视内照，随呼气之势尽力瞪圆。呼气尽，吸气时，屈臂，两手经面前、胸前，下转为拇指尖相对，其余四指指尖向下顺腹前按摩，徐徐而下，垂于体侧。双手重叠，覆于下丹田，稍事休息，再做第二次吐字。如此做六次，然后做一次调息，恢复预备式。

（二）"呵"（音hē）字功补心气

口型：口半张，舌平放于口内，舌尖轻顶下齿，下颌放松。

动作：呼气念"呵"字，足大趾轻轻点地，随即放开。两手掌心向上，由冲门穴开始循脾经上提，逐渐变掌心向上，至胸部膻中穴处向外翻掌，上托至眼部，中指对着外眼角处。呼气尽，吸气时，翻转手心向面，经面前、胸、腹前徐徐下落，垂于体侧。双手重叠，覆于下丹田，稍事休息，再重复做，共做六次，调息，恢复预备式。

（三）"呼"（音hū）字功培脾气

口型：撮口如管状，舌放在中央两侧向上微卷。

动作：呼气念"呼"字，足大趾轻轻点地，随即放开。两手掌心向里，由冲门穴处向上提，逐渐变掌心向上至膻中穴，左手外旋，上托至头顶（注意沉肩），同时右手内旋下按至冲门穴，呼气尽。吸气时，左臂内旋变为掌心向里，从面前下落，同时右臂回旋，变掌心向里上穿，两手在胸前相交，左手在外，右手在里，两手内旋，下按至腹前，自然垂于体侧。两手重叠，覆于下丹田，稍事休息，再以相同要领右手上托，左手下按，做第二次呼字功。如此左右手交替，共做六次，调息，恢复预备式。

（四）"呬"（音sī）字功补肺气

口型：开口张腭，舌尖轻抵下腭。

动作：两手掌心向里由急脉穴起向上提，过小腹渐转掌心向上，抬至膻中穴时，两臂外旋，翻转手心向外成立掌，指尖至喉部，然后左右展臂宽胸推掌如鸟张翼，同时开始呼气，念"呬"字，足大趾轻轻点地，随即放松。呼气尽，随吸气之势两臂从两侧自然下落，两手重叠，覆于下丹田，稍事休息，再重复做，共做六次，调息，恢复预备式。

（五）"吹"（音chuī）字功补肾气

口型：撮口，两嘴角向后咧，舌尖微向上翘。

动作：呼气读"吹"字，两臂从体侧提起，两臂向后，两手外劳宫穴在腰部擦搓三次，两手经长强、肾俞向前划弧，至肾经之俞府穴处，如抱球，两臂撑圆，两手指尖相对，身体下蹲，两臂随之下落，呼气尽时两手落于膝盖上部，在呼气念字的同时，足五趾抓地，足心空如行泥地，引肾经之气从足心上升。下蹲时身体要保持正直，膝盖不过足尖，下蹲至不能提肛为止，呼气尽。随吸气之势慢慢站起，两臂自然下落于身体两侧。两手重叠，覆于下丹田，稍事休息。再重复做，共做六次，调息，恢复预备式。

（六）"嘻"（音xī）字功理三焦气

口型：两唇微启，有嬉笑自得之貌、怡然自得之心。

动作：呼气念"嘻"字，足四、五趾点地，随即放开。两手如捧物状，由体侧向耻骨处抬起，手心朝上，指尖相对，提至膻中穴。然后两臂外旋翻转，手心向外，并向头部托举，两手心转向上，指尖相对。吸气时，两臂内旋，两手五指分开，由头部循胆经路线而下，拇指经过风池，其余四指过面部，两手再经渊腋、日月至环跳，自然垂于体侧，以意送至足四趾端之窍阴穴。然后，两手重叠，覆于下丹田，稍事休息。再重复做，共做六次，调息，恢复预备式。

【养生应用】

嘘字功可以治目疾、肝大、胸胁胀闷、食欲不振、两目干涩、头目眩晕等症。

呵字功可以治心悸、心绞痛、失眠、健忘、盗汗、口舌糜烂、舌强语謇等心经疾患。

呼字功可以治腹胀、腹泻、四肢疲乏，食欲不振，肌肉萎缩、皮肤水肿等脾经疾患。

呬字功可以治外感伤风、发热咳嗽、痰涎上涌、背痛怕冷、呼吸急促而气短、尿频而量少等症。

吹字功可以治腰膝酸软、盗汗、遗精、阳痿、早泄、子宫虚寒等肾经疾患。

嘻字功可以治由三焦不畅引起的眩晕、耳鸣、喉痛、胸腹胀闷、小便不利等疾患。

◎颈椎操

颈椎操是为了缓解颈椎压力、改善颈椎功能而设计的简单体操。通过轻柔的动作和拉伸，能够有效提高颈椎周围肌肉和关节的灵活度，缓解颈椎疲劳和僵硬，对预防颈椎病和缓解颈椎不适有着积极的作用。

（一）拔项法

吸气时头顶向上伸展，下颌微收，双肩下沉，使颈部后方肌肉紧张用力，坚持3秒钟，然后呼气放松。

（二）项臂争力

两手交叉，屈肘上举，用手掌抱颈项部，用力向前，同时头颈尽量用力向后伸，使两力相对抗，随着一呼一吸有节奏地进行锻炼。

（三）仰首观天

双手叉腰，先低头看地，闭口使下颌尽量紧贴前胸，停留片刻，然后头颈仰起，两眼看天，仍停留片刻，反复进行。

（四）回头望月

头部转向一侧，头顶偏向另外一侧，双眼极力向后上方观望，如回头望月状，坚持片刻，然后进行对侧锻炼。

（五）保健"米字操"

身体直立，双手自然下垂，挺胸，抬头，目视前方，颈部向左侧屈，吸气，复原时呼气，再向右侧屈。颈前屈，下颌贴胸。颈后伸到最大限度。头向左斜上方摆动至最大限度，再向右斜上方摆动至最大限度，配合呼吸。向左斜下方摆头至最大范围，再向右斜下方摆动至最大范围。整个过程就像头部在写一个"米"字的感觉。

【操练方法】

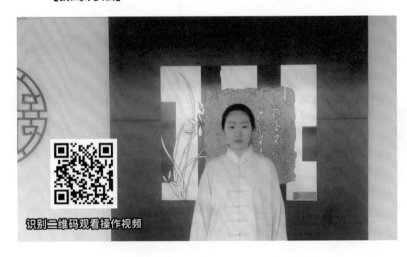

识别二维码观看操作视频

◎手指养生操

手指养生操，通过拍击手部的各个穴位，起到预防及治疗各种慢性疾病的作用，如心脏病、糖尿病、视力模糊、末梢循环障碍等，同时还能调整内脏机能、放松颈项肌肉群、消除疲劳及提神醒脑。

【操练方法】

第一节：拍击手阳明大肠经／合谷穴。

预防及治疗颜面部位的疾病。如视力模糊、鼻炎、口齿疼痛、头痛及感冒。

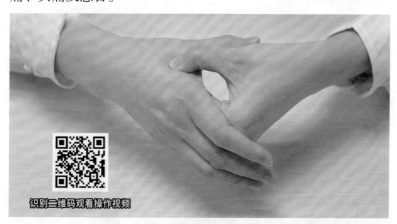

识别二维码观看操作视频

第二节：拍击手太阳小肠经／后溪穴。

主治头项强痛，放松颈项肌肉群，预防骨刺、骨头退化。

第三节：拍击手厥阴心包经／大陵穴。

预防及治疗心脏病、胸痛、胸闷，纾解紧张的情绪。

第四节：拍击八邪穴。

预防及治疗末梢循环疾病，如手麻、脚麻等。

第五节：拍击手厥阴心包经／劳宫穴。

起到消除疲劳及提神的作用。

第六节：拍击手少阳三焦经／阳池穴。

调整内脏机能，预防及治疗糖尿病。

第七节：揉耳垂的穴位。

改善眼点、颜面部及脑部等部位的循环功能。

第八节：运用气功原理，调整眼睛的经气。

预防近视、老花及视力模糊。

◎舒调阴阳功法操

正气存内，邪不可干。这套功法能强身健体，舒调阴阳，调和气血，达到防病的目的。

【操练方法】

第一步：调心。

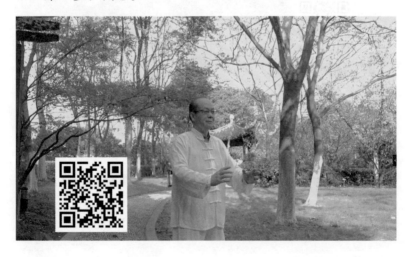

两脚左右分开，间隔与肩同宽，头端正，腰直，含胸，膝松，两臂抬起微屈，手指自然张开，在胸前或小腹前作抱球状，成站桩抱球式。

第二步：调身。

口微闭，舌顶上腭，双目微闭，面带微笑，身心便会渐入心静神怡的状态。

第三步：调息。

先随意吸一口气入腹部再用嘴细、慢、匀地吐出，全身随之放松，感觉腹部变得松软。再用鼻细、慢、匀地吸气，小腹四周渐觉饱满，停止吸气2秒钟后再短吸一下，立即将气徐徐呼出。即为呼、吸、停2秒、短吸的呼吸方式。

第四步：收功。

练功15分钟即可收功，双手握拳上举伸伸腰，深吸一口气，徐徐呼出，随之双手松开放下。勿睁眼，抬起头，双手在胸前相搓10余次，再双手梳头若干次，睁开眼。

后　记

在时间的长河中，中医如一颗璀璨的明珠，穿越千年的尘埃，散发出永恒的光芒。它融合了自然的恩赐与先人的智慧，将天、地、人三者紧密相连。当下"健康中国"已上升为国家战略，《"健康中国2030"规划纲要》《健康中国行动（2019—2030年）》等国家决策都大力倡导防大于治的中医"治未病"理念。管住嘴、迈开腿、荤素搭配、戒烟限酒……对很多人来说，这些不再是停留在纸面上的忠告，而已作为具体的行动指南，融入生活习惯。为更好地发挥治未病的特色优势，普及健康知识，推动中医药文化和居民健康养生的深度融合，我们在无锡市卫健委、无锡市中医药管理局的组织部署下，着手编写了这本《中医来帮忙　远离亚健康》。

本书根据无锡本地居民的体质特点、四季时令及二十四节气特色、生活习惯、疾病趋势及特定人群等情况，用中医传统养生理念及龙砂医学流派特色养生方法，提出适于无锡居民应用的养生保健方法。这里要特别感谢全国名中医、国家中医药管理局龙砂医学流派代表性传承人黄煌教授为书作序，黄教授从自身多年从事中医临床工作的经验和感悟，阐思述理地分享了自己对中医养生的看法观点；特别感谢国家中医药管理局龙砂医学流派传承工作室代表性传承人兼项目负责人、世中联五运六气专业委员会会长、江苏省名中医、无锡市龙砂医学流派研究院名誉院长顾植山教授专门落笔撰写了"无锡龙砂五运六气与养生"一章，他从道法自然、天人合一的理念，指点龙砂养生的特色及要点。全书共分七章，有10万余字，不仅仅从健康养生的科学理念与科学方法来体现"科"，更着眼于从广而推之、通俗易懂、易学易做等方面体现"普"，通过图文并茂的展示，以及视频、小程序链接等直观新颖的方式让大家感兴趣、能理解、有收获。

书稿的编撰于2022年7月立项启动，从确定选题、数十次修改初稿，到成稿终于付印，作为编者，其间有过迷茫，有过质疑，有过彷徨，也有过兴奋。我们抚卷回首，对书稿的顺利出版，感慨颇深。

首先，成书得益于有坚强的后盾。那就是无锡市卫健委、市中医药管理局的高起点策划指导，市卫健委党委书记、主任笪学荣，市中医药管理局副局长徐雯，市卫健委中医处处长叶志超等全过程统筹和优质把关，并对编写出版工作进行专题立项，给予专项资金的支持；无锡市中医医院领导也高度重视，院党政主要领导及分管领导亲自挂帅，牵头成立编委会，多次听取编写汇报，从主题开拓到篇章结构，均提出了不少中肯的意见，并拍板解决了编写过程中遇到的不少困难和问题，医务处、文化办、宣传处、财务处、招标办等职能科室均大力支持。正是这样全方位的保障，本书才能文质兼美地呈现在大家眼前。

其次，得益于有出彩的团队。市卫健委把本书编写任务交给了无锡市中医医院，我们视使命为责任，以治未病科为主体，成立了编写团队，在负责人秦霞玉主任、王金桂主任的带领下，治未病科编写团队成员发挥专科的专业所长，明确分工职责，利用业余时间，全力以赴投入写作。大家虽然日常工作繁忙，但始终笔耕不辍，体现了敬业和认真。大家从最初的语句不通、用词不准，到后来的框架修整、内容完善，数易其稿，终于文稿初定，其中的每一个细节都包含着大家的心血。在本书的背后，还有一个高水平的专家指导组，医院组织了一批国家、省、市名老中医，以及无锡市龙砂医学流派研究院和各临床专科的中医专家担任学术指导和审稿专家，他们悉心指导和谆谆教诲。可以说，这本书不是几个人编出来的，而是集体创作的成果，汇集了众多管理者和中医专家的心血和汗水。

再其次，得益于有专业的平台。为确保本书的可读性、趣味性，我们和具有美术专业特长的无锡市湖滨中学联合开展了原创插图绘画的征集活动，艺教处的师生们根据文稿内容融入中医药、健康、运动等元素进行创作，获奖的20余幅作品入选本书。本书的出版还得到了江苏大学出版社的全力支持，总编、编辑老师为本书审校把关，为文稿润色点睛，以专业素养确保了高质量的出版。最后还要感谢多年来深耕健康行业的无锡"江南大健康"科普教育基地的各位老师，他们全程跟进书稿设计、编写、统稿、出版等协调工作，为本书的成稿做了大量工作，让编者既感动又温暖。

"文章千古事，得失寸心知"，由于执行编写任务的我们专业水平有限、写作经验欠缺，书中的疏漏和不足在所难免，敬请广大读者朋友指正，帮助我们下一步修订完善。

长风破浪会有时，直挂云帆济沧海。我们真心地期望，以我们的厚积薄发，来激起大家对中医药文化的兴趣。让我们在认识中医、感悟中医、热爱中医的过程中，把中医药健康养生带进居民家，为了更加美好幸福的明天，一起来做健康生活的守护者。